实用精神科疾病诊疗学

孙 烨 著

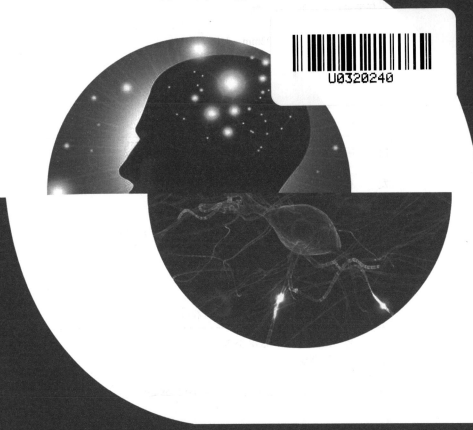

U0320240

吉林科学技术出版社

图书在版编目（CIP）数据

实用精神科疾病诊疗学 / 孙烨著. -- 长春：吉林
科学技术出版社，2018.4（2024.1重印）
ISBN 978-7-5578-3876-8

Ⅰ.①实… Ⅱ.①孙… Ⅲ.①精神病—诊疗 Ⅳ.
①R749

中国版本图书馆CIP数据核字(2018)第075556号

实用精神科疾病诊疗学

出 版 人　李　梁
责任编辑　孟　波　孙　默
装帧设计　陈　磊
开　　本　787mm×1092mm　1/16
字　　数　250千字
印　　张　13
印　　数　1-3000册
版　　次　2019年5月第1版
印　　次　2024年1月第2次印刷

出　　版　吉林出版集团
　　　　　吉林科学技术出版社
发　　行　吉林科学技术出版社
地　　址　长春市人民大街4646号
邮　　编　130021
发行部电话/传真　0431-85635177　85651759　85651628
　　　　　　　　　85677817　85600611　85670016
储运部电话　0431-84612872
编辑部电话　0431-85635186
网　　址　www.jlstp.net
印　　刷　三河市天润建兴印务有限公司

书　　号　ISBN 978-7-5578-3876-8
定　　价　75.00元
如有印装质量问题　可寄出版社调换
版权所有　翻印必究　举报电话：0431-85659498

前　言

　　精神病学是以生物-心理-社会医学模式为指导,强调从整体水平看待精神障碍。目前我国在精神卫生方面的发展方面有了较大的进步,建立了我国的精神疾病分类和诊断标准,在大中城市中心理咨询已被人们所接受。

　　本书编者在编写过程中,参考了国内外的精神病学文献及专著,结合自己多年临床经验,力求实用,聚简适宜。以精神病的诊断与治疗为重点,介绍精神医学各个方面的知识。包括精神疾病基础知识、精神障碍症状学、器质性精神障碍、精神活性物质所致精神障碍、精神分裂症及其他精神病性障碍、神经症、癔症、应激相关障碍、心理障碍、心理因素相关的生理障碍、儿童和少年期精神障碍、精神疾病治疗等方面。是一本集先进性、实用性、学术性、规范性于一体的医学著作。

　　由于编者受编写水平及时间的限制,本书可能存在不足之处,敬请各位读者及同行专家批评指正,以便改正。

目　　录

第一章 概述

第一节 精神病学与精神障碍

一、精神病学

精神病学是一门研究各种精神障碍的病因、发病机制、临床表现、疾病的发展规律、治疗、预防以及康复的临床医学。

精神病学是临床医学中的一个分支,它的生理基础是神经科学,心理基础则与心理学、社会学、文化人类学密切相关。由于精神疾病本身的特点和复杂性,往往涉及其他方面的问题,如社会文化、司法问题、特殊人群等,在精神病学中又不断细分出新的分支,如老年精神病学、儿童精神病学、司法精神病学、跨文化精神病学等。

近50年来随着研究的深入发展和医学模式的改变,传统的、狭义的、以医院精神病学为基本观念的精神病学受到冲击,成为更新、更大范围内的精神病学。因此当代精神病学的概念已超过传统的精神病学概念所覆盖的范围,将"精神病学"改称为"精神医学"似乎更为贴切。

精神病学的发展概况如下。

精神病学的词汇出自希腊语,psyche,意为精神、灵魂,ratria 为治疗之意。公元前5～4世纪,古希腊的医学家希波克拉底就提出脑是思维的器官,提出精神病的体液病理学说。祖国医学中早就有精神疾病的记载,如在公元前3～2世纪时的《内经》,就提到人的精神活动可归于"心神"等,并反映了朴素的唯物主义观点。进入20世纪以后,随着脑解剖学、生理学和心理学的发展,奥地利人弗洛伊德提出了精神分析理论;俄国生理学家巴甫洛夫(1849～1936)提出了条件反射理论;德国的Jasper 提出精神病现象学理论,从不同角度研究精神疾病。国内从20世纪90年代开始,精神卫生事业范围也在不断扩大。

20世纪50年代以来,分子生物学取得了长足的进步,精神病生物学基础的研究也得到了有力的推动。80年代以来,伴随各种脑影像技术及分子遗传学的研究发展,使生物精神病学提高到了一个新的水平。另外,社会环境、社会心理因素对精神疾病和行为问题的影响也逐渐受到重视。

精神病学是医学的一个分支,它既有学科本身的特殊性,又有与其他学科密切联系的共同性。与精神病学最密切联系的是神经科学,其次是分子遗传学的研究。医学心理学是心理学与医学相结合的一门学科,它是以心理学的理论和方法来研究和医学有关的内容,也是精神病学的基础学科之一。此外,医学社会学、医学人类学和行为医学等也与精神病学关系密切。

随着对精神病学研究的深入,其分支也日益增多。总体来说,精神病学分为两大类。

1.*生物精神病学* 从生物学角度研究精神疾病的发生、发展、治疗、预防、康复的一个分支,包括生物遗传学、神经化学、精神生理学、精神药理学、精神电生理学、脑影像学等内容。

2.*社会精神病学* 指从社会学角度研究精神疾病的发生、发展、治疗、预防和康复的一个分支,包括精神疾病的流行病学、社区精神病学、职业精神病学、跨文化精神病学、司法精神病学等内容。

此外,又可按不同年龄分为:婴幼儿-儿童精神病学、青少年精神病学、成人精神病学、更年期和老年期精神病学等;按性别分为:女性精神病学;按场所划分为学校和大学精神医学、职业精神卫生、社区精神医学等,在此不作详述。

二、精神障碍

精神障碍又称为精神疾病,是指在各种因素的作用下造成大脑功能失调,而出现感知、思维、情感、行为、意志以及智力等精神运动方面的异常,需要用医学方法进行治疗的一类具有诊断意义的精神方面的问题。其特征为认知、情绪、行为等方面的改变,可伴有痛苦体验和(或)功能损害。例如阿尔茨海默病有典型的认知(特别是记忆)方面的损害,抑郁症有明显异常的抑郁体验。

在精神病的临床工作中,除了和一般临床医学有共同点之外,还有一些区别点。

1.*病史和精神检查* 提供病史者往往是由患者家属、同事、亲友等担任的,因此必须重视病史内容的正确性;其次,要重视病史内容中的心理社会因素、生活史和家族史等方面的内容。除了体格检查以外,还要重视精神检查。

2.治疗和管理　　在治疗方面,除了躯体治疗(药物治疗、物理治疗以及其他辅助治疗)外,还要注意做好心理治疗。

3.执业素质　　尊重患者、关心患者,是精神科工作人员的必备素质。由于精神病患者不能正确反映自己的痛苦和要求,因此医务人员更需关心患者,用诚恳、热情的态度对待患者。

三、精神障碍的病因

(一)概述

长期以来,精神障碍的病因学研究受生物医学模式的影响,各国学者多限于微生物学、病理解剖学、生物化学、生物物理学、遗传学等方面的研究,换言之,多以单一的生物学角度来理解人类的疾病,而忽略了社会环境、心理因素对疾病发生的影响。

在19世纪末至20世纪初,许多学者也从单一的纯生物学方面寻找精神分裂症的发病原因,虽然曾经做了许多工作,但一直没有肯定的生物学改变的新发现。近些年来,医学模式的改变影响着病因学解释模式的改变。研究发现,精神刺激和躯体反应密切相关,疾病发生常伴随不愉快情绪、无助感、无望感等心理反应,情绪也可导致躯体功能障碍。同时,疾病发生与环境因素也有密切关系。可见,疾病是生理、心理与环境体系中有关因素相互作用的结果。

(二)病因的一般特点

精神障碍的病因,虽然很复杂,有的还未完全清楚,但是可以分类,以便研究与学习。

1.内在因素　　系指患者体内存在的因素,多与遗传有关。如素质(人的先天解剖特点,尤其是神经系统及感觉器官的特点,是精神活动的生理基础)就受遗传的影响。虽然素质不决定患某种病,但具有患某种病的倾向性。还有其他不明的内在因素,有的精神障碍,如精神分裂症,就可能有某些内在因素起着作用。

2.外在因素　　系指来自生活环境中的致病因素,如外伤、细菌感染、强烈的精神创伤等。但是,每一种病的产生,内外因素往往不易区别,如同样强烈的精神刺激,对不同的人则反应不同,有的人可因精神刺激而精神异常,有的人则不发生精神异常,甚至情绪反应的强度及持续时间也不同。所以,必须是内在、外在因素共同起作用时才能发病。

（三）精神障碍的致病因素

直接引起精神障碍的因素，包括内在因素与外在因素，常见者有以下几个方面。

1.精神刺激（心理社会应激）　精神刺激为外在的致病因素，对精神障碍的发生起着重要作用。人们生活在社会或家庭中，每日每时都在接触不同的人和事，每个人都力求适应这复杂的环境，如果不能适应，即成为精神刺激。对一般人来说都是强烈的精神刺激因素，如突然发生的战争、地震、火山爆发等，亲人骤然死亡、突然得到身患绝症的消息等，可能直接引起精神失常。长期精神紧张也可引起精神异常，如长期家庭不和睦，家庭纠纷长时间解决不了，既不能离散，又不能和睦相处，造成长时间的心理矛盾。

由于现代工业化程度的提高，城市人口更加密集、水源污染、废气、噪声、人际关系紧张（如互相拆台、诽谤、嫉妒等）等因素使人们长期生活在紧张的环境之中，精神刺激因素较前增加，社会因素所致的精神障碍也较前增加。其中包括处理好婚姻、家庭关系，科学管理生产、人事，也就是使社会结构更加合理化，就能起到减少精神刺激（社会心理应激）的作用，从而减少某些精神障碍的发生。但是，无论社会结构怎样合理，也不可能事事都称心如意。所以，注意主观因素，不断调整自己的精神状态以适应社会的要求，也是预防某些精神障碍的重要措施；如不断提高自己的文化知识水平，有能力解决经常遇到的困难、挫折，克服自己在个性中的缺点，包括能力、兴趣、脾气及性格等方面的不足，才有抵御精神刺激的能力。

2.躯体因素　能够引起精神障碍的躯体因素是多方面的，如脑的损伤以及脑以外的各系统或各器官的损害都有可能导致精神障碍。常见的躯体因素有以下几个方面。

（1）感染

1）脑部感染可由细菌及病毒感染所致。如脑膜炎双球菌引起脑膜炎可致精神障碍；病毒性乙型脑炎可导致昏迷及急性期恢复后遗留有智能障碍，尤其是散发性脑炎，精神症状更为多见。

2）脑外感染指的是脑以外各器官的感染，其中有各种传染病，如传染性肝炎、伤寒等，以及其他感染性疾病。肺结核、心脏病长期不愈也可出现精神障碍。

（2）中毒：导致精神异常的中毒因素，按原因可分为职业性中毒、生活性中毒及医源性中毒；按中毒来源又可分为内源性及外源性两大类。了解其分类有助于诊断，了解中毒的毒物种类有助于采取适当措施给予急救与治疗。

1)外源性中毒

①职业性中毒:包括工业化学物质中毒,如铅、锰、砷、汞等,以及农业化学中毒,如有机磷(DDV、对硫磷、1059、甲拌磷等)。

②生活性中毒:一氧化碳中毒(煤气中毒)、液化石油气中毒等,自食或误服DDV、砒霜等。

③医源性中毒:巴比妥类药物、吗啡、异烟肼等。

2)内源性毒物:由于各种疾病过程中产生的各种内源性毒素,如肾功能衰竭时体内产生的不可挥发的酸性毒物、糖尿病时体内产生的酸性代谢产物,这些物质均可作用于大脑,引起昏迷及产生精神障碍。

(3)代谢障碍:由于先天的原因,体内缺乏某种酶,即可产生代谢障碍发生精神障碍,如苯丙酮酸尿症,由于先天性苯丙氨酸羟化酶的缺陷,致使食物中的苯丙氨酸不能被氧化成酪氨酸,而在体内积聚,引起对脑神经细胞的毒性作用,导致精神障碍。

(4)营养障碍及水与电解质失衡:营养障碍可由于食物中缺乏足够营养成分引起,也可因疾病进食过少或进食后不能吸收,或消耗过多所致。如偏食、长期进食不足、痔疮致慢性失血等。食物搭配的不合理又常引起维生素缺乏,其中维生素B_1、烟酸缺乏都可引起精神障碍。长期饮酒使维生素B_1消耗过多也可引起维生素B_1缺乏,出现精神障碍。

由于各种原因进水不足(如长时间在高温下作业、出汗过多、水摄入量不足等)或便稀、呕吐,引起水及电解质丢失过多等均可引起精神障碍。

(5)颅内肿物:颅内肿物、脑膜瘤、星形细胞瘤等,除有神经系统体征外,精神症状很常见,有的以精神障碍为主要临床表现。

(6)脑血管疾病:慢性脑血管病,如动脉硬化,使脑供血不足,可引起动脉硬化性精神障碍。高血压也可引起精神异常。

(7)脑外各器官疾病,如肝硬化、心功能不全、肺源性心脏病等均能导致精神障碍。

3.遗传因素与素质　　遗传与某些精神障碍的发生有密切关系,素质与遗传又有密切关系,而先天素质的欠缺则可能使个体具有发生某种疾病的倾向性。因此,即使有些疾病有明显的外界侵入因素(如脑部感染),或有明确的颅脑病变(如外伤,肿瘤),也不一定每个患者都有精神障碍,有了精神障碍,其精神症状也不尽一致,这些现象都与患病个体之间的遗传差异有关。

素质,指的是一个人的先天解剖生理学特征,主要包括感觉器官、神经系统及运动系统的生理特点,素质与遗传有密切关系。素质的形成,除先天因素,可通过后天的环境因素的作用而逐渐形成一个人的素质。一般是在遗传基础上,经过幼年期环境与躯体作用,逐渐形成个体特性,如由于后天发展与生活经验所塑造的行为反应模式,到青春期即基本定型。

素质包括两个方面,一是神经型,如个体神经系统不同生理学特征的表现。有的人神经类型强而均衡,有的则呈弱而不均衡型;有的人神经类型灵活性强,而有的人灵活性很差;有的人的神经类型偏于思维型,有的则偏于艺术型,大多数为中间型。素质的另一个内容是性格,性格是个体素质的心理学特征的表现。每个人的性格就像每个人的面孔一样不尽相同。有的人性格开朗、活泼大方、善交际、好辞令;而有的人则沉默寡言、羞怯孤僻。前者被某些学者称为外向性格,后者则称为内向性格。

从素质所包括的两个内容来看,素质与精神障碍的发生有着密切关系。如神经类型为强型、均衡型者,在现实生活中,无论有多少艰难与坎坷,他们都能顽强地对待,顽强地生活与工作;而弱型与不均衡型者遇到困难即退缩不前,忧愁无策,则易患神经症等精神障碍。偏于思维型的神经类型的人终日冥思苦想则易患强迫症,而偏于艺术型的人则易感情用事、触景生情,易患癔病。在精神病学中观察到精神分裂症患者多为弱型;躁郁症患者多为强而不均衡型。性格与精神障碍的发生关系甚为密切。临床上见到精神分裂症患者有 1/2 以上为内向性格;躁狂症患者多为外向性格。另外,癔病、强迫性神经症等病也都有其特有的性格特点。这些由于素质的不健康与稳定性差,对应激的耐受性较弱而具有的潜在罹病趋势,称为易感素质。

4.社会环境与精神障碍　社会环境因素或心理社会应激对某些精神障碍的发生有着密切关系。

人,是社会的人,每个人都在一定的社会背景中生活、工作与学习。不同的文化、不同的社会习俗,对每个人都可能成为社会心理刺激因素。人在出生后就必须在社会上存在,不时地与社会接触,而社会的结构又极为复杂。因此,每个人就必须不断地调整自己的言行以适应社会。每个人的神经类型强度与性格特征各异,适应社会的方式与能力差异极大。个人与社会或环境间的不适应,即形成所谓心理社会应激,通俗地称为精神刺激或精神创伤。社会环境中,最重要的是社会生活、人际关系和言语活动,这是人们精神生活的主要内容,也是精神刺激的主要来源。每个人生活的家庭情况不同,例如,有的家庭四世同堂和睦相处;而有的夫妇子女核心性家庭却发生父母离婚、子女被遗弃的悲剧。有的人前进道路平坦,工作事业理想,对妻子儿女满意;而有的人自认为怀才不遇、家庭不睦等等。在这些复杂的社会关系、社会环境中,就会有少数人由于个体素质不健康、不稳定而罹患某些精神障碍。一般说来凡是引起人们的损失感、威胁感和不安全感的社会应激最易导致精神障碍的发生。人们发现:第二次世界大战以后,人们由于生物性和理化应激所致疾病的死亡率降居次要地位;而随着高度工业化的发展、城市居住的拥挤,环境、噪声的污染,人际关系的紧张等使人们长期生活在紧张状态之中的社会应激使神经症和心身疾病的发病增多。社会应激发生的强度、急缓、时间长短,对能否致病均有密切关系。一般说来急骤发生的、强大的精神创伤易突发反应性精神障碍,缓慢、持久的精神刺激则易导致慢性心因性反应或神经症性障碍的发生。

5.其他因素

(1)年龄:年龄对人的心理影响很大,儿童心理、青少年心理、成年以及老年心理各不相同。同时,各年龄的生理差别也很大,因此各年龄的精神障碍就大不相同。如儿童期常因某种原因导致的精神发育迟滞、行为障碍等;青年期是精神分裂症的好发时期;脑器质性退行性变多发生于老年期。

(2)性别:由于内分泌的区别,女性在月经期可见特有的精神异常。男性饮酒嗜好者较多,酒精中毒性精神障碍多见于男性。

第二节　精神障碍的分类与诊断原则

一、精神障碍的基本分类

(一)意义

分类是根据大量观察,将研究对象所具有的不同特性,按照某些确定的原则或标准分成类别与系统的一种程序。精神障碍的分类是将纷繁复杂的精神现象,根据已拟定的标准加以分门别类的过程。由于精神疾病中部分疾病的病因至今不明,所以只能根据临床现象判断进行分类,较之其他学科的分类更难于精确。对各种群体进行了解和研究,必需先按群体中各个体的特性和从属关系作科学的分类,才能作相互间的比较和恰当的对待和处理。各科的疾病也无不如此。疾病的分类学主要有以下几方面意义。

1.临床意义　按病类、病种和病型进行分类,才能作为诊断和鉴别诊断的基础,合理的进行治疗和预防。使用统一的国际分类法,易为不同地区和国家的医务人员所理解,有利于国际交流。

2.科学研究 以分类学为基础,对各种疾病才能有统一的命名认识,可对病因、发病机制、流行病学、临床表现、防治、预后等方面作进一步的探讨和相互间的交流,了解其规律性。

3.教学训练 合理的分类才能使各种疾病有明确的概念,这也是教学培训工作中所必需的。精神障碍内涵广泛而复杂,分类方法各异。在大的类别方面若按病因来分,有器质性与功能性两大类。按疾病特点来分,有精神病与非精神病性精神障碍两大类。按年龄来分,有儿童少年期、成年期和老年期精神障碍等类别。从各个病种来说就更为复杂,如 Alzheimer 病按病理改变来分类,苯丙酮尿症按代谢障碍来分类,Klinefelter 综合征按染色体畸变来分类,反应性精神病以精神因素作为病因来分类,情感性精神障碍和精神发育迟滞要以症状表现来分类,儿童孤独症以年龄和症状来分类,转换性障碍以弗洛伊德的病理心理机制学说来分类,甚至还有按发病环境和条件来分类的,如"旅途精神病"。虽有不少已获得公认,但分类学中还有大量的问题尚有争议和有待探讨,随着时代和科学的不断发展,精神疾病分类学也在不断地修改和完善。

为了便于理解,介绍分类学中几个常用术语的定义如下。

1.命名法 是指各种学科中的名词分类法、名词分类系统。生物分类学指动物、植物的分类学。疾病分类法是医学中疾病名称的分类学,是将各种疾病名称概括成层次分明的系统。在精神病学中,分类层次的最低层为病型,例如精神分裂症的紧张型,上一层是病种,即独立的疾病单元,例如精神分裂症、躁郁性精神病,再上一层是病类,如器质性精神病、心因性疾病。

2.诊断 严格科学的诊断,是在明确病因的基础上建立的。这在临床精神病学中,只适用于一部分疾病,如器质性精神病,而更大的一组精神病,即所谓内源性精神病,如精神分裂症、躁郁性精神病、偏执性精神病等,至今病因不明,也无组织病理。可见,根据目前的科学发展水平,诊断主要是依据临床特征,并参考病程和转归来建立的。这种情况虽不能令人满意,但从医学的发展历史来看,确有很多病先有诊断,后来才查明病因的,如麻痹性痴呆、脚气病、黏液性水肿等。随着对病因的新的发现,疾病分类法也就不断改进,这个过程是逐步完善的,但任何时候也不能希望它十全十美。

(二)历史回顾

1.祖国医学对精神疾病的分类 历史久远的祖国医学,很早就对精神疾病有所描述,其中涉及精神疾病的分类问题。早在公元前 3～2 世纪《内经》中就有癫、狂、痫的划分,所谓"重阳者狂、重阴者癫"即是按精神症状的表现对精神疾病的最早划分。明《医学正传》一书提出"狂为痰火实盛、癫为心血不足",更对这两者作了发病机制的阐述。明王肯堂在《证治准绳》一书中将精神疾病分为癫狂、烦躁和惊悸恐三大类。在烦躁下则有虚烦、躁、谵妄、循衣摸床、嬉笑不止、怒、善太息、悲。在惊悸恐下列惊、悸(怔忡)、恐、健忘、不得卧诸类,由大类划分成小类。清代陈士锋在《石宝秘录》一书中,将精神疾病划分为狂病、癫病、花癫和呆病四类。这些都是我国早期医学界以朴素的唯物主义对精神障碍分类的一些尝试,由于受当时历史条件的限制,科学性有限,显得粗略笼统,同现代精神疾病分类学存在一定的差距。

2.西方国家对精神疾病分类的历史回顾　公元前,被人们称为医学之父的Hippocrates把精神疾病分为伴有发热的急性精神障碍,不伴有发热的急性精神障碍(躁狂症),不伴有发热的慢性精神障碍(忧郁症)、癔症和日类似异性装扮癖。Pinel描述了4种精神障碍:把智力障碍称为忧郁症、谵妄或剧烈躁动为躁狂症、思维障碍为痴呆、智能和情感缺失为白痴,即忧郁、狂症、呆症和白痴。Kraepelin把早发性痴呆(相当于以后的精神分裂)与躁郁症、妄想狂区别开来,是精神病分类的一个重要里程碑。他把以往几位精神病学家所命名的几种疾病都归入于他称之为"早发性痴呆"之中,有Morel(1857)所描述的早发性痴呆,Magnan的慢性系统妄想症、Kahlbaum(1874)所报道的紧张症和Hecker(1871)的青春痴呆。Bleuler(1911)重新命名为精神分裂症,这些都为日后精神病学的发展奠定了基础。

（三）分类

1.精神障碍分类的基轴　疾病分类的基轴有多种,如病因、解剖部位、病变性质、症状特点、处理手段、病程预后等。多数精神疾病病因病理不明,缺乏实验室诊断手段,加上学派众多,观点不一,给精神障碍的分类造成了一定的困难。

对疾病按病因、病理改变进行诊断与分类是医学各科所遵循的基本原则。在精神科的器质性精神障碍中,脑的感染、中毒、外伤所致精神障碍,重要内脏器官疾病与代谢、内分泌疾病所致精神障碍的诊断与分类,长期以来都遵循病因学分类的方向。但在实践工作中,就全部精神障碍而言,只有10%左右的病例可以说是病因、病理改变比较明确,而90%左右的病例属于病因不明的精神障碍。因此整个精神障碍的诊断和分类,不能全部贯彻病因学分类的原则。鉴于上述原因,目前分类的基轴主要依据症状表现。但必须指出,依据症状诊断能说明疾病当时所处的状态,如果症状改变,特别是主要症状改变,诊断可能随之改变。而且,相同诊断不可避免包括病因不同而症状相似的各种性质的疾病。但症状学分类有利于目前的对症治疗。

2.精神障碍的诊断标准 由于大部分精神障碍无确切的客观指标作为诊断依据,不同的医师对不同的疾病有着不同的理解和认识。所以,有了统一的分类并不等于彼此间诊断一致。诊断一致性不高一直是限制功能性精神疾病研究的重要因素,如在 20 世纪 70 年代以前,有的医生按照 Bleuler 提出的 4A 症状,即联想障碍、情感淡漠、矛盾意向、孤独等为精神分裂症的诊断依据,显然依此标准诊断精神分裂症是很重视阴性症状的,而这四个症状中究竟要出现几个才可以确诊则没有一致的认识;另有一些医生很少考虑阴性症状的诊断价值,强调 Schneider 首级症状或阳性症状对诊断精神分裂症的重要意义。Ash 曾组织三名医生对 5 种疾病、60 个亚型的 35 名患者同时检查,各人进行询问并独立做出诊断,这三名医生对 5 种疾病的诊断一致性为 45.7%,亚型的诊断一致性为 20%。造成诊断不一致的原因可以归纳为五个方面:患者自身的差异(由于患者在不同时间出现不同的病情)、机会差异(患者在不同时间处于同一疾病不同阶段)、信息差异(医生搜集患者资料的方式和侧重点不一样)、观察差异(医生对存在的某一现象的观察和判断不一致)和标准差异。Ward 的研究发现因标准差异所致的诊断不一致占 60%。

1978 年美国精神病学家 Spitzer 在前人工作的基础上,研究制定了精神障碍研究用诊断标准(RDC),在此基础上产生了《精神障碍的诊断与统计手册》(第三版),使各种精神障碍有了诊断标准,极大地提高了诊断的一致性。诊断标准是将不同疾病的症状表现按照不同的组合形式,以条理形式列出的一种标准化的条目。诊断标准包括内涵标准和排除标准两个主要部分。内涵标准又包括症状学指标、病情严重程度指标、功能损害指标、病期指标、特定亚型指征、病因学指标等,症状学指标为最基本的,又有必备症状和伴随症状之分。下面以我国目前的精神分裂症的诊断标准为例,说明各种标准的意义。

(1)症状标准至少有下列 2 项:并非继发于意识障碍、智能障碍、情感高涨或低落。单纯型分裂症另有规定。①反复出现的言语性幻听;②明显的思维松弛、思维破裂、言语不连贯,或思维贫乏;③思想被插入、被撤走、被播散、思维中断,或强制性思维;④被动、被控制或被洞悉体验;⑤原发性妄想(包括妄想知觉、妄想心境)或其他荒谬的妄想;⑥思维逻辑倒错、病理性象征性思维,或语调新作;⑦情感倒错,或明显的情感淡漠;⑧紧张综合征、怪异行为,或愚蠢行为;⑨明显的意志减退或缺乏。

(2)严重程度标准:自知力障碍,并有社会功能严重受损,或无法进行有效交谈。

(3)病程标准:符合症状标准和严重程度标准至少已持续 1 个月,单纯型另有规定;若同时符合精神分裂症和情感障碍的症状标准,当情感症状减轻到不能满足情感障碍的症状标准时,分裂症状需继续满足精神分裂症的症状标准至少 2 周以上,方可诊断为精神分裂症。

(4)排除标准:排除器质性精神障碍及精神活性物质和非成瘾物质所致精神障碍。尚未缓解的精神分裂症患者,若同时患本项中前述两类疾病,应并列诊断。

二、精神障碍分类系统

(一)国际精神障碍分类系统

1853 年法国巴黎的医学统计学家 Bertillon 提出了疾病死亡原因统计分类法,受到政府与公共卫生行政部门的重视,在近 50 年中几经修订,逐步推广使用。它便是当今国际疾病分类法的第一版,在 1900、1920、1929、1938 年的巴黎国际统计学会议上,命名为国际死因分类法的第 2～5 版。到 1948 年由世界卫生组织接手并更名为国际疾病、外伤与死因统计分类法第 6 版,首次成为一个综合性的疾病分类法,首次包括了精神疾病的分类,即其第五章标题为"精神病、神经症和人格障碍"。其中包括 10 种精神病,9 种神经症和 7 种人格、行为与智能障碍。在 1957 年公布的 ICD-7 中,第五章内容无变化,到 1959 年调查,官方使用 ICD 的国家有英国、芬兰、新西兰、秘鲁和泰国。1966 年 ICD-8 公布,两年后逐步推广使用,英、法、德、斯堪的那维亚国家都予以接受,美国参照 ICD 出版了 DSM-Ⅱ(1968)。在 ICD-8 中,全部疾病添加了描述性定义,对诊断名词做出界定与解释,列出同义的其他诊断名词,确定包括与不包括的内容,这是一大进步。1975 年 WHO 公布了 ICD-9,到 1978 年生效应用,与 ICD-8 大致相同。精神病列有 10 类(290～299),其他非精神病性精神障碍由原来的 10 类(300～309)增至 17 类(300～316),而精神发育迟滞则由原来的 6 类(310～315)缩成为 3 类(317～319)。ICD-10 于 1992 年正式公布,全部精神障碍归纳为 10 个大类(F0～F9)。

ICD-10 的特点是每个疾病诊断都列出了诊断指标与鉴别诊断要点,其诊断指标与分类方法明显接受了 DSM-Ⅲ 的影响,但又保持了自己的某些特色。第 5 章是关于精神障碍的分类,在精神科文献中,ICD-10 通常是 ICD-10 第 5 章的简称。

ICD-10 主要分类类别如下。

F00-F09 器质性(包括症状性)精神障碍。

F10-F19 使用精神活性物质所致的精神及行为障碍。

F20-F29 精神分裂症、分裂型及妄想性障碍。

F30-F-39 心境(情感性)障碍。

F40-F49 神经症性、应激性及躯体形式障碍。

F50-F59 伴有生理障碍及躯体因素的行为综合征。

F60-F69 成人的人格与行为障碍。

F70-F79 精神发育迟滞。

F80-F89 心理发育障碍。

F90-F98 通常发生于儿童及少年期的行为及精神障碍。

F99 待分类的精神障碍。

(二)美国精神障碍分类系统

1935年美国医学会制定了一个标准疾病分类法,DSM-Ⅰ公布于1952年,精神疾病部分是在 ICD-6 基础上作了一些补充,包括人格障碍与适应性障碍的内容,并首次提出对各个诊断名词的定义性解释,由于受 Meyer 学派影响,每个疾病名称后面缀有"反应"二字,如"分裂性反应"(即精神分裂症)。DSM-Ⅱ公布于1968年,与 ICD-8 密切配合,并作适当修改使其适合于在美国应用,DSM-Ⅱ将精神疾病分为10类,它与DSM-Ⅰ不同之处是把每个疾病后缀词"反应"取消了,却又将前两类有躯体病因的疾病称为 disease,将躁郁症称为 illness 以示与 ICD-8 的躁郁性"精神病"在命名上有所区别。1980年美国公布了 DSM-Ⅲ,它是在参照 ICD-9 疾病分类编码的基础上,增加了对每个疾病的诊断标准,提倡多轴诊断方法,并对某些疾病的分型根据临床实际需要有所扩充,如性功能障碍,儿童精神障碍的内容。DSM-Ⅲ将所有精神疾病一律称为精神障碍避免使用 disease 与 illness,不涉及疾病究竟有无躯体性病因。DSM-Ⅲ将精神疾病分为17类,187个特殊诊断项目。

DSM-Ⅲ的制定,改变了许多疾病的概念,现分述如下。

1.神经症作为分类学的概念被取消了,现在焦虑性障碍、躯体形式障碍与分离性障碍已完全分开,独立门户,并列于分类系统中,平起平坐,还有部分神经症病例被列入情感性障碍或性功能障碍的诊断范围。

2.癔症被肢解了,按症状学分类原则而分别列入分离性障碍,躯体形式障碍与做作性障碍三类不同疾病之中。

3.在情感性障碍中,既包括重性情感性精神病(双相发作,重性抑郁),也包括心境恶劣障碍即抑郁性神经症,还包括环性情感障碍。在分类系统中打破了精神病与神症的截然分界,即同一类疾病中,包括了轻的神经症性障碍与重的精神病性障碍,从而在分类学上,以此为出发点,"精神病"的名词亦被取消。

4.采取纯症状学分类取向,而不考虑病因与疾病单元。这样同一病因有不同症状形式的疾病可能按症状表现划分为几种疾病(如癔症),而不同病因但表现基本相同的多种疾病可能按症状划分列入为一种疾病(如情感性障碍),在后者中包括了以往分列的内源性抑郁症、反应性抑郁症、药源性抑郁症、更年期抑郁症、抑郁气质等。从而以往的内源性、外源性、器质性、功能性精神病的概念亦被取消。

5.一个病例可给多个精神障碍的诊断,即在第 1 轴上可有一个以上的诊断,与此同时每个病例有五轴诊断。第一轴注明精神障碍,第二轴注明人格障碍与特殊发育障碍,第三轴注明有关的躯体疾病,第四轴注明心理社会应激因素的强度(划分 7 级,每级有生活事件举例),第五轴注明已往一年来社会适应功能达到的最好水平(划分 7 级)。五轴诊断可以从各方面综合了解一个患者的状况,还有人提出更多的轴,如"病因"轴,"心理防御机制"或"心理应付方法"轴,也有人建议删去第四与第五轴,患者不愿意在病例中记载其心理社会应激强度与社会适应能力评分,要求保密。

6.由于病程的延长或主要症状的变化,在 DSM-Ⅲ 系统中,诊断的更换成为自然的、合理的程序。后一个诊断的成立不说明被取消的前一个诊断有错误。例如,随着病程的延长,一个病例可以首先使用短暂反应性精神病,后来更换为分裂样精神病,最后更换为精神分裂症的诊断,视为合理和正当的过程。一个既有焦虑又有抑郁的患者,只要焦虑与抑郁成分有所消长,对这个患者的诊断即可由广泛性焦虑症更改为心境恶劣障碍,反之亦然,甚至两个诊断并列亦未尝不可。

1994 年公布的 DSM-Ⅳ 在 1992 年已有征求意见本发行,1993 年先印草稿本(DSM-Ⅳ draft)发行,疾病编码按协议将与 ICD-10 保持一致。ICD-10 已将全部精神疾病重新划分为 10 大类,而 DSM-Ⅳ 仍将沿袭 DSM-Ⅲ,继续划分为 17 类,但将精神分裂症,偏执性精神病与未分类的其他精神病性障碍合为一类(仿效 ICD-10),减少两类,将原来一类"受心理因素影响的躯体情况"重新划分为两类,即进食障碍与睡眠障碍。此外将性别定向障碍单列一项,从性心理障碍中划分出来,共增加两类,这样 DSM-Ⅳ 的分类仍为 17 类。

DSM-Ⅳ 系统将精神障碍分为十七大类。

1.通常在儿童和少年期首次诊断的障碍。

2.谵妄、痴呆、遗忘及其他认知障碍。

3.由躯体情况引起、未在他处提及的精神障碍。

4.与成瘾物质使用有关的障碍。

5.精神分裂症及其他精神病性障碍。

6.情感障碍。

7.焦虑障碍。

8.躯体形式障碍。

9.做作性障碍。

10.分离性障碍。

11.性及性身份障碍。

12.进食障碍。

13.睡眠障碍。

14.未在他处分类的冲动控制障碍。

15.适应障碍。

16.人格障碍。

17.可能成为临床注意焦点的其他情况。

(三)中国精神障碍分类系统

1949 年中华人民共和国成立之前,我国没有自己的分类系统,一些正规医院的病案管理,直接引进与使用国外的分类编码。1958 年 6 月卫生部在南京市召开的第一次全国精神病防治工作会议上,提出了一个分类草案,将精神疾病划分为 14 类。1978 年 7 月中华医学会神经精神科第二届学术会议在南京市召开,提出成立专题小组对 20 年前的分类草案进行修订。1979 年在上海市召开《医学百科全书——精神病学分卷》编委会时,又进行了讨论修改,并在同年中华神经精神科杂志上正式公布,名为"精神疾病分类(试行草案)",将精神疾病分为 10 类。1981 年苏州精神分裂症学术会议讨论制定了我国的精神分裂症诊断标准,1984 年黄山情感性精神病学术会议讨论并制定了我国的躁狂抑郁症临床工作诊断标准,1985 年 10 月贵阳神经症学术会议讨论并制定了我国的神经症临床工作诊断标准。于是在 1981 年至 1985 年四年之间,最常见的三类精神疾病,我国逐个制定了自己的临床工作诊断标准。

1986 年 6 月中华医学会第三届全国神经精神科学会在重庆市召开,决定成立精神疾病诊断标准工作委员会,要求通过专题研究与现场测试,用 3 年左右的时间,制定我国全部精神疾病的诊断标准(CCMD)。1989 年 4 月在西安市中华神经精神科学会精神科常委扩大会议上,通过了"中国精神疾病分类方案与诊断标准",并定为第 2 版,而将 1981~1985 年先后制定的几类主要疾病的诊断标准作为我国精神疾病诊断标准的第 1 版。根据应用 CCMD 的前两版,特别 CCMD-2R 使用过程中存在一些争议以及与国际接轨的需要,中国精神障碍分类与诊断标准第 3 版工作组在 1996～2000 年期间，对 17 种成人精神障碍及部分儿童有关精神障碍的分类与诊断标准，开展现场测试与前瞻性随访观察，完成了 CCMD-3 编制。CCMD-3 兼用症状分类和病因病理分类方向，例如器质性精神障碍、精神活性物质和非成瘾物质所致精神障碍、应激相关障碍中的某些精神障碍按病因病理分类，而"功能性精神障碍"则使用症状学的分类。

CCMD-3 的主要特点

1.以前瞻性现场测试结果为依据：CCMD-3 的制订主要以前瞻性现场测试结果为依据，同时也参考以前的 CCMD 版本和 ICD-10、DSM-Ⅳ。例如，通过对同性恋 51 例完成了现场测试和至少 1 年的随访观察，本组同性恋者在个体成长过程中，均存在不和谐同性恋阶段，部分同性恋者需要医学帮助。ICD-10 将非和谐性同性恋归属性指向障碍，CCMD-3 也作了相似处理。

2.分类更进一步向 ICD-10 靠拢。

3.保留某些精神障碍或亚型：如神经症、反复发作躁狂症、同性恋等。

4.根据我国的社会文化特点和传统，对某些精神障碍暂不纳入 CCMD-3，如 ICD-10 的 F52.7 性欲亢进、F64.2 童年性身份障碍、F66 与性发育和性取向有关的心理及行为障碍的某些亚型、F68.o 出于心理原因渲染躯体症状、F93.3 同胞竞争障碍等。

（5）CCMD-3 编写时，注意了文字表达和写作格式的规范，要求条目分明与规范，以增可操作性。

三、精神障碍的诊断原则

精神障碍的诊断主要依靠病史和精神检查所获得的资料，首先确定患者的症状，将相关的症状聚类，得出症候群或综合征，也就是症状学诊断。

第二步，结合发病的有关因素及病程特点，遵循诊断分类系统规定的标准，进行疾病诊断，再与具有类似临床表现的疾病相鉴别。

以 ICD-10 为例，每一类精神障碍都有相应的临床描述、诊断要点、鉴别诊断和排除标准。

DSM-Ⅳ采用的是多轴诊断系统，是指采用不同层面或维度来进行疾病诊断的一种诊断方式。目前使用的共有 5 个轴，分别为：

轴Ⅰ：临床障碍；

轴Ⅱ：个性障碍；

轴Ⅲ：躯体情况；

轴Ⅳ：社会心理和环境问题；

轴Ⅴ：全面功能评估。

轴Ⅰ用于记录除人格障碍和精神发育迟滞以外的各种障碍，也包括可能成为临床注意焦点的其他情况。轴Ⅱ主要记录是否具有人格障碍和精神发育迟滞。轴Ⅲ记录目前的躯体情况，它与认识和处理患者的精神障碍可能有关。轴Ⅳ用于报告心理社会和环境问题，它可能影响精神障碍（轴Ⅰ和轴Ⅱ）的诊断、处理和预后。轴Ⅴ用于医生对患者的整个功能水平的判断。轴Ⅳ和轴Ⅴ为特殊的临床科研所设置，便于制定治疗计划和预测转归。

第三节　精神障碍检查与病史

一、病史采集

（一）病史采集的态度

精神科病史提供的来源有时是患者本人，但大多数是患者的亲属、朋友或同事等，要采集完整的病史，供史者的合作是非常关键的。要了解，精神科的完整病史包括患者方方面面的内容，其中不乏鲜为人知的个人隐私问题，因此供史者对医生的信任无疑十分重要，医生要注意做到下列几点。

1.对供史者的尊重　医生是为患者治病的，因此医生习惯地对供史者常持有不恰当的居高临下的态度，例如在门诊的场合，由于患者多，采集病史时显得匆匆忙忙，对供史者的陈述不能全神贯注地听取，或者经常打断其陈述；在住院的场合，有时可能是临近进餐或下班时间，就让供史者等待着，等医生事毕后才进行工作，这样做在客观上虽有时属事出有因，但至少不是平等待人的态度。在供史者看来，可以认为"你先要吃饱，我偏要饿着肚子等待"。如果确有要事处理，也至少对供史者有个交代，并表示一定歉意，这样才体现尊重的态度。

2.对供史者的同情　患有精神障碍自来求诊的人，一定有许多心理痛苦及难言之隐；作为家属陪同患者来院诊治，一定下了很大的决心，抱着很大的期望，怀着很大的顾虑。面对这样的对象，医生的同情态度无疑会给供史者带来安慰。因此，医生的态度必须和蔼可亲，尤其是住院患者，家属一般并不了解精神病院是怎样一种治疗场所，此前往往听取传言而忧虑忡忡，看到医生的和气态度，心可以放下一半；如果医生再能耐心地说说精神病院的大致情况，更可以进一步解除其顾虑，家属的这种心情可以说是普遍存在的。

3.解除供史者的顾虑 有人说精神患者的病史是一部活生生的生活史，这话一点不假，要对患者作出确切诊断，必须全面了解其生活史，不仅仅是发病过程及表现。而要供史者(本人或家属)提供完整的生活史往往并不容易，因为这其中包括许多隐私问题，例如供史者本人所述的若干内容，其家属可能不知道，此时医生一定要做到保护隐私。家属供史的内容中也包括家庭中人际关系问题，尤其是夫妻关系问题，这些细节的提供需要通过解除供史者顾虑后才能得到，否则只能了解到表面。例如面对供史者提供有"嫉妒妄想"的患者，其夫妻间的内在感情究竟如何？有无婚外恋的实际存在？等等。这些实情充分了解之后，才可以确定是否真正属于嫉妒妄想，而这些内情并不是轻易能了解到的，只有通过耐心工作，解除供史者顾虑之后才能阐明真相，在这类社会现象较为普遍的当今，重视这些环节的了解已愈显重要。

(二)病史采集的内容

全面病史应包括现病史、过去史、个人史及家族史，以下阐述几项需重点了解的内容。

1.关于发病诱因 本人供史或家属供史都会不同程度提及发病诱因问题，尤其是关于精神刺激的内容，因为在一般人看来，精神疾病的发生似乎都与精神受刺激有关，因此常常作为供史的重点，医生在耐心听取的同时，必须了解下列几点。

(1)精神刺激之说的来源：是家属亲自了解到的，还是听患者说的。有很多场合，家属所谓受到精神刺激之说是听患者说的，例如有一个中学生患者向家属反映，称老师经常在课堂上骂他，同学讽刺他、排挤他，家长因此相信其儿子的病是被老师、同学欺侮出来的。实际经过了解，根本无此等事，乃患者的病理体验所致。如果患者自诉这些情况，医生也不要轻易地信以为真，要经过调查和了解。

(2)精神刺激发生的时间：有的家属会把几个月，甚至几年之前发生的事与当前的发病联系起来，如称"一年前曾受到过邻居之恶骂"，仔细追问，发现此一年间两家并无进一步的关系恶化。

(3)精神刺激的强度：有的称被人偷了10余元钱之后出现了精神异常，并认为被偷引起发病。头部受殴也是常见的诱因内容，遇到这种情况，要详细了解头部受殴的过程及程度，如头部受殴部位、当时的反应、有无意识丧失、昏迷等。轻度的头部受殴可以是发病的诱因，严重的头部外伤可以是发病的直接原因(不是诱因)。

2.发病经过及表现 这是病史的重点部分，家属通常反映的是行为举止、睡眠、情感及性格方面的表现,要具体了解下列几方面。

(1)发病的确切日期:有的缓慢起病者难以明确具体日期,可以了解大致日期。临床医生常对此比较忽视,经常遇到事后需要进行司法鉴定的病例,当了解病史中关于起病确切日期的记载却显得含糊,例如有的学生受到老师体罚的索赔案件,家属反映学生受罚后出现了精神异常,认为是老师打出来的,要求对老师进行处理及赔偿,此种情况有两种可能,一种是学生在受体罚前已经存在精神异常,由此受到体罚;另一种是因为受到体罚才出现精神异常,两种情况的诊断不同,处理也不同,医生对起病确切日期的确定显得非常关键。再举一类案件,是关于劳动争议方面的,有的精神病患者可以在精神病理症状影响下,工作不能胜任而被单位辞退,有的可能自动提出辞职而获单位批准。事后,家属经常认为是精神病的关系才被辞退(或自动辞职),提出行为无效的鉴定要求,这种案件的时间界限要求非常严格,有时查阅病史发现关于起病日期的记载不确切、不具体,因此造成鉴定工作的困难。这种事例经常遇到,因此医生在追溯发病日期时要注意做到越真实、越具体越好。

(2)精神异常的具体表现和特点:精神异常的具体表现描述笼统是病史记载的通病,例如描述打人、骂人、毁物、自伤等,究竟是经常发生的、无缘无故的,还是偶尔发生的、事出有因的,这方面的描述对精神障碍的确定和分类具有重要意义。还有如精神异常是整天存在,还是白天正常,晚上严重,或者反之;是间歇性出现的,还是持续性存在的。

癫痫患者的病史与一般精神障碍不同,要重点了解:发作以什么形式出现、持续时间、发作的条件(如时间、气候、生理或心理状况)、发作的场合和诱因、发作前先兆、药物的效用等。

伴有躯体疾病的患者要了解躯体疾病的诊断及治疗情况,精神障碍与躯体疾病状况的消长关系。

(3)治疗过程及效果:精神异常发生之后有无诊治史,有的家属会加以隐瞒,其动机是怕医生带有框框,因此不愿提供,其实这对于患者的正确诊断和采取合理的治疗措施都很有关系,因此医生一定要设法解除家属的顾虑,除了解过去医生的诊断外,更重要的是了解用药的剂量、疗效及药物副作用情况。有的家属反映患者对某药的反应很大,此时一定要进一步了解反应的具体情况。例如有的家属强调某药不能用,称用此药后患者发呆、坐立不定等,其实这些药物副作用并不难解除,可能与药物剂量增加太快,或未及时使用抗胆碱药有关。如果已了解某药对患者有过严重副作用,就要考虑不能再用,或使用时非常谨慎。评定疗效一定要在了解药物使用剂量和疗效后才能确定,门诊期间服药不规则是常有的事,不能据此判定此药对患者无效。

（4）病情演变：发病后精神障碍是持续存在的,还是间歇发作的。如果是后者,一定要了解间歇期或缓解期的具体表现,属于完全正常,还是"比过去好转,但与平常不同"。这些可从其日常生活、学习和工作状况反映出来,也可从其平日待人接物、感情相处等表现出来。

3.病前人格特征　记述患者的人格特征最好要具体,笼统地分为内向和外向,诚然简单明了,但不能包括人格特征的全面情况。详细描述人格特征的意义在于以下几个方面。

（1）了解病前人格与发病的关系：例如有分裂样人格特征的人易发展为精神分裂症。

（2）阐明起病的界线：例如原来性格温和、耐心的人,突然变得暴躁、动辄打人,说明可能有精神障碍的发生。

（3）可以比较病后的恢复程度：精神病后可发生人格改变,如果病后人格与病前迥异,说明其改变与精神病有关。如果病后人格与病前一样,虽然可能都不健全,但不能说明是精神病造成。

4.收集有关书面材料　这一点经常被临床医生忽视,其实掌握更多的书面材料不仅能充实病史,而且是反映精神状态的重要内容。书面材料包括家属提供的病情过程、有关医院的诊治病史、患者书写的日记、遗书及信件等。这些书面材料阅后应装订在病史档案中,有的病案室把这些珍贵资料弃之是不合适的。患者门诊或住院时,由于医生时间关系,或出于家属当时的心情,有时提供的病史可能会遗漏,可以嘱咐家属补充一份更为完整的书面材料。其他医院的诊治病史可以作为当前诊断和治疗参考,尤其是有颅脑外伤史的,受伤当时的急诊病史是颅脑外伤诊断的可靠证据,一定不要疏忽收集。这些书面资料应该复印存盘,把原件还给家属。

（三）病史采集的方法

病史采集无疑是通过听问和阅看,阅看是指患者或家属书写的材料,听问虽然一般并不复杂,但其中也有很多技巧,这种技巧只有经过不断实践才有体会。

1.患者自诉　患者前来自诉病史的,有不同的动机,有的是真心实意来求诊的;有的是来"考考医生"的,这些患者把过去的诊治过程一概隐瞒,只是说明一部分情况,前来试探医生的看法。这些患者供史的特点是：病史陈述很简单,接着提出一大堆问题向医生提问,没有经验的医生在诊断还没有搞清的情况下,就急于解答病人及病人家属的种种问题,结果陷入尴尬境地;或作出错误回答,而成为病人及病人家属的把柄。还有的另有隐情,例如有的已经住院过的精神分裂症患者或经诊断为偏执性精神障碍者,为了推翻过去的诊断.把真实病情隐瞒起来,仅轻描淡写地向医生作一般性陈述,接着就问医生:"你看我有没有病?"再接着还会要求出具疾病证明,推说是何种需要。有的医生没有经过详细了解,就随便出具一张证明,患者就凭这一张证明去进行"摘帽"活动,这些例子常见。

因此,对于自供病史的患者,医生需要谨慎,切忌简单化,如果病情一时把握不准,不要下肯定性诊断;回答一些敏感性问题时,要留有余地。如果感到情况可疑,可以问问为什么家属没有陪同前来,并进行必要的观察;在情况不明的条件下,不要随便出具疾病证明。

2.家属供史

(1)门诊:初诊及一部分复诊患者,家属宜单独供史,这样对家属来说没有顾虑,这种做法对于非重性精神病患者并无大碍,但对于像精神分裂症这样的患者来说,有时反会增加猜疑,所以做法上要讲究艺术。一般可劝说患者在另外地方稍等待一下,说明诊病有这样的顺序,先要由家属提供情况,然后会找患者详细了解。如果患者执意不肯让家属单独向医生供史,此时只好随机应变,先听家属供述几句,然后因势利导,例如遇到这样患者,硬吵着不让家属供史,家属只讲了几句:"他(指患者)经常要外出,不让出去就打人,还吵着要去上学。"医生就可乘机对患者说:"既然这样,让我给你家属做做思想工作,问问为什么不让你外出和上学,你看如何?"说服患者自行回避,家属就可很自然地陈述病史。

(2)出诊:精神科出诊与其他临床科有很大不同,患者忌讳遇见精神科医生或心理医生,因为很多重性精神病患者否认有病,更忌与"心理"相关的名词搭上关系;因此精神科医生出诊时的身份常是不公开的,常以其他临床科医生或其他身份出现,这一环节在出诊前应先与家属协商。但无论如何,在出诊时采集病史是首要的。一般可在出诊的路途中了解病史,或到了患者家里,根据身份特点,以灵活方式与家属接触,然后与患者进行面谈。

(3)住院:家属供史并无困难。无论在门诊或住院场合,家属供史过程中,常会出现下列情况。

1)供史内容不得要领:可能由于家属的焦虑心情,也可能出于家属的讲话习惯,有的家属供史时,未能突出重点,而显得次序颠倒、内容松散重复。此时医生需要耐心,尽可能让家属供述有条理,并进行适当补充提问,不要经常打断家属的话,更不可露出轻蔑的表情和语言。在这种场合,最好建议家属在事后书写一份书面的病史材料。

　　2）家属间看法不统一：这种情况经常遇到，例如患者的父母在供史过程中经常你一句我一句地插话，或者你说一句，我反驳一句，使得医生摸不清究竟。遇到这种情况，可建议由一位家属先述，然后另一位进行补充。如果还是这样，只能采取分别听取病史的方式，然后根据情况进行综合。家属间的看法分歧有时不一定明白地表露而保持沉默，遇到此种情况，医生有必要在事后向该家属进行补充了解，这一点不要忽视，有时可能是诊断的重要线索。

　　3）疑有隐情：最常见的是患者配偶与患者父母间的看法分歧，而这种分歧往往微妙而神秘，例如女性患者的丈夫提供患者怀疑丈夫对她不忠，认为有外遇而经常打电话查问或盯梢，使其工作也难以正常进行，似乎有嫉妒妄想；但患者父母却反映女婿待其女儿不好，经常迟回家，与另外女人有暧昧关系。遇到这种场合一定要采取个别收集病史的方法，让各人畅所欲言。向患者父母方了解情况时，一定要问清信息的来源，是他们亲自耳闻目睹的，还是听患者反映的。在很多场合，家长的信息来源实际上是听患者说的，这样的话，信息的可靠性就存在疑问，因为有嫉妒妄想的患者总是这样向家长反映的。那么，她的丈夫是否完全无辜呢？作为患者丈夫肯定强调患者如何猜疑心大，至于他有没有与其他女人的暧昧关系，一般他不会自白，医生即使问之，也会得到否定回答。要了解，这样的迷径常是难题一个，如果通过精神检查，发现患者有荒谬推理，嫉妒妄想的存在还比较容易判定；如果难以肯定，必须要对其他有关人员开展深入调查。说实在的，要把这些内容完全调查清楚是件很难的事，因为很多人是不愿让自己置身于敏感问题之中，所以要依靠医生的坦诚态度和交谈技巧。

二、临床检查

（一）精神检查

　　精神检查在精神科是一项重要的诊断手段，也是一门基本技巧和艺术，有经验的医生能对精神检查技巧运用自如，而初入门的医生会感到面对患者不知如何着手去进行交谈。关于精神检查本文叙述如何运用好这门技巧。

　　1.检查的场合　成功的精神检查首先需要创造适宜的检查环境，舒适和安静是重要的，嘈杂、喧嚷的环境容易分散患者的注意力，门诊场合最好是在一个诊室内，医生与患者一对一地进行交谈。家属是否在场要根据情况，一般先可以征求患者意见，患者沉默或态度暧昧的最好建议家属不在场；如果患者执意要求家属陪伴在旁,也应尊重。

出诊时最好做到与患者个别交谈,众多家属在场会影响患者真实心理活动的暴露。

对住院患者进行精神检查,可以多形式开展,个别交谈为主。目前精神科的医疗工作常以集体方式进行,例如查房时有主治医生、住院医生、进修医生及实习医生参加,这种形式只能发掘一般性的精神症状,难以发现深层次的心理问题,更难以开展心理治疗。经治医生除了这种形式与患者进行接触外,千万不要放弃与患者个别交谈的机会。

集体病例讨论时给患者安排的座位,要注意与医务人员平等,不要特殊;安排的位置要自然,不要给患者有"被审问"的感觉,这种"形势"有时会遭到敏感患者的拒绝,或使之局促不安。

一次精神检查的时间不宜过久,如果发现患者有疲劳感或不耐烦态度,可安排以后再进行检查。特别是刚入院患者,医生急于完成病史,患者则因刚入院对环境不熟悉,又可能心怀各种顾虑,所以心情不耐烦是常有的事,这时如果过分勉强地进行检查,反而会使交谈陷入僵局,医生宜见机行事。

与异性患者较频繁地个别交谈易引起误会,尤其在单独场合不宜涉及性方面的敏感问题。

2.检查的方式和过程 目前精神检查大多采取半定式检查,检查者心中有一个检查内容大纲,根据大纲内容灵活地进行检查。

精神检查大致可分为下列几个过程。

(1)见面寒暄:这是精神检查的开始,面对刚见面的患者,医患双方都会抱着初探的态度,患者观察医生的诚意与风度,如果医生显得焦躁匆忙,或者注意力不集中,患者就会表现敷衍态度,不愿深谈自己的"心思";医生则主要观察患者是否合作,观察患者的一般情况,同时思考着如何把话题引向深入。开始时可问一些一般问题,目的为制造融洽的气氛,谈话时不要显得太一本正经,可以说得随便些,如遇到患者姓名比较难读,可以问其正确读法或者故意读错,让患者来纠正,接下去就可问:"你的姓名这样难读,是谁给你起的?""有什么意思吗?"这样患者就会饶有兴趣地谈起来历来,气氛一下子轻松下来。对住院患者可问:"你到医院几天了?生活习惯吗?睡眠好吗?"使患者感到你确实在关心他。或者问问他的学习及工作情况等。

(2)引向深入:这是精神检查的主要过程,经过初叙几句之后,如果患者合作,就可进入本过程,要根据不同对象,自然地提出问题。对住院患者,开始常问:"你怎么会到医院来的?"患者可说:"我没什么病,家属把我送来的。"进一步可问:"你既然没有病,家属为什么要把你送入医院呢?"对于能够主动叙述的患者,一定要让其自然表达,即使言语很啰嗦或散漫,也不要任意去打断。要明了,观察是否存在思维过程障碍必须要让患者自然表达才能发现,依靠一问一答的检查无助于症状发现。待其叙述一段之后,可以有方向地进行提问。为了使其暴露妄想,要采取旁敲侧击的方式,例如怀疑有嫉妒妄想的,可以从其恋爱阶段开始谈起,以后说到婚后生活、夫妻感情、矛盾纠葛等,如其暴露对配偶有婚外恋的疑心,要接着追问发现婚外恋种种迹象和根据,问得愈具体愈好。询问其他妄想也可按照这个思路。

如要询问有无关系妄想,可问:"你有时到外面去吗?""在外面有什么感觉?"要询问有无被毒妄想,可问:"你身体有过什么不适吗?"如答称:"我经常有腹泻。"可再问:"为什么经常会有腹泻呢?"有被毒妄想的人会答:"有人在饭里放毒"等语,再顺着这个话追问下去。如要问有无幻听,可问:"你感到有人吵你吗?""有什么外界声音影响你睡觉吗?"

如要了解毁物、打人原因,可问:"你平日心情好吗?""心情不好时采取过些什么行动?"如果患者加以否认,那么可以问得稍直接些,如问:"比如心情不好时,有无向人发脾气,或者毁坏东西?"如果他反问:"你怎么知道,是否我父母告诉你的?"可答:"那倒不是,我想有的人心情不好时可能会发发脾气。"检查时要避免把家属供史内容透露给患者,否则会增加患者与家属的矛盾。

如要了解自杀的原因,不要直接发问,可问:"你感到你心情怎样?""心情糟糕时有否想到人生的意义?""感到人活着累时,想不开的时候,有过什么想法和打算?"等等。

在询问以上精神病理症状的过程中,还要注意做到对症状的肯定,不要一听到患者暴露出了许多症状,认为诊断就可"定夺",因为这里存在许多情况,例如患者注意力不集中时,对提问可随口而答;或者患者对医生的提问内容并不理解,应付作答;或者出于患者的态度不中肯,信口雌黄地回答问题。只有通过症状的肯定,才可以避免错误判断,有时发现经治医生与主治医生所发现精神症状的不一致,这是原因之一。

还有一个问题要注意的,当患者暴露出来某种妄想时,不要进行反驳或解释,也不要加以否定或肯定,医生的谈话重点在于进一步引导。

总之,要做好这个过程的精神检查,关键的技巧在于:胸有成竹,因势利导,顺藤摸瓜,机动灵活。

(3)安慰结语:经过以上过程的精神检查,可能对精神症状已掌握有数,检毕应该对患者讲几句安慰的话,不要一挥就走。可以安慰他,我们会尽量想办法给他治疗;对住院不合作的,可以劝说他所反映有关情况准备进行了解,希望他再安心住下;如果患者赘述,似有许多未尽之言,可以告诉他今日因为时间有限,以后会再找他交谈,等等。

以下是当前临床工作中精神检查的常见不足之处。

1)事先对精神检查内容心中无数,交谈时东问西插,缺乏系统性和针对性。

2)问话不讲究技巧,单刀直入,如直问:"你为什么自杀?""为什么在家打人、毁物?"等等。

3)边看病历牌子,边提问,根据病史内容去——询问患者,宛如核对户口一般,未让患者有主动表述机会。

4)提问呆板,缺乏灵活性。根据精神检查内容去一项项提问,这样的检查结果可能问题是"问到家了",但对过程中患者已暴露出来的"症状苗子",却未能紧紧抓住去追根究底,都是一忽而过。

(二)神经系统检查

为了明确或不疏漏器质性疾病,精神科检查应常规进行神经系统检查,以下介绍"简速检查法"的步骤。

1.口令"眼向远处看" 观察两侧眼裂大小、对称;瞳孔形状、大小及对称;瞳孔对光反应及角膜反射。

2."向远处看,现在看我手指,再看远,看手指" 检查调节辐辏反应。

3."跟着看我的手指" 检查眼球运动,观察有无眼球震颤。

4."闭上眼睛" 检查眼睑震颤,眼睑合拢程度。

5."向上看、露牙、鼓嘴、伸舌、发啊声" 观察皱眉、鼻唇沟、伸舌及软腭对称状况。

6."咬紧牙齿" 观察颞肌、咀嚼肌。

7."向前伸手,手指分开" 观察手指震颤,上肢肌力;压迫之,进行反弹试验。

8."手指指鼻子" 检查指鼻试验。

9."上肢完全放松" 检查上肢肌张力、腱反射及 Hoffmann 征。

10."握我手" 检查握力。

11."面朝上躺在床上" 检查腹壁反射。

12."下肢放松" 检查肌张力、腱反射及病理征。

13."脚朝上翘" 检查肌力。

14."足跟放在膝盖上,沿小腿滑下去" 检查踝膝胫试验。

15.“站起，双足并拢，闭目站住” 检查 Romberg 征。

以上检查姿势：面部 6 个、腹部 1 个、上肢 4 个、下肢 4 个。如果操作熟练，数分钟内可完成。

检查注意事项：

1.检查角膜反射时一定要把触物接触到角膜，不要碰到睫毛，否则会把瞬目反射误认作角膜反射。

2.检查腹壁反射时患者腹部要放松，触划方向宜由周围向正中线，两侧对比检查。

以上两项检查，错误操作常见，需加强训练。

第四节 精神科住院病历的书写

一、住院病历格式

1.一般资料

姓名： 性别：

年龄： 出生年月日：

籍贯： 民族：

婚姻： 文化程度：

职业（工种、职务）： 宗教信仰：

现在住址和通讯处（包括家属联系人和电话）：

工作单位（包括联系人和电话）：

入院日期：

病历采集日期：

病史提供和报告人（包括姓名、工作单位和电话、与患者的关系）：

医生对病史资料的评价（是否详细、完整、客观、可靠）：

2.主诉。

3.家族史。

4.个人史和月经史。

5.既往史。

6.现病史。

7.精神状态检查

(1)一般表现

1)外貌、体位、步态。

2)意识状态和定向力。

3)接触情况及对周围环境的态度。

4)日常生活表现。

(2)认识活动

1)知觉。

2)思维活动:言语、思潮、思维内容。

3)记忆。

4)注意。

5)智能。

(3)情感活动。

(4)意志、动作和行为。

(5)自知力。

8.体格检查

(1)一般项目:体温、脉搏、血压、呼吸速率、身高、体重。

(2)一般状况:发育和营养状况,皮肤和毛发。

(3)淋巴结。

(4)头部器官头颅、面部、眼、耳、口、鼻。

(5)颈部两侧是否对称、有无异常搏动及静脉充盈、气管是否居中、甲状腺情况。

(6)胸部胸廓、心、肺(视、触、叩、听)。

(7)腹部两侧是否对称、有无腹水及肿块、膀胱是否膨隆、肝、脾、肾、肠鸣音。

(8)脊柱及四肢有无变形、肿瘤、骨折。

9.神经系统检查

(1)脑神经。

(2)运动:肌形态、不自主运动、肌张力、肌力、步态、震颤。

(3)感觉:深、浅、复合感觉。

(4)生理反射:腱反射、腹壁反射、提睾反射。

(5)病理反射:脑膜刺激征:克氏(Kerning)征、霍夫曼(Hoffmann)征、查多克(Chaddock)征。

(6)自主神经功能:皮肤色泽、温度、汗液分泌、括约肌(大小便)功能等。

10.实验室检查　①血常规。②尿常规。③便常规。④肝功能。⑤肾功能。⑥电解质。⑦血糖。⑧心电图。⑨脑电图。

11.特殊检查　包括头部影像学检查(如CT)、地塞米松抑制试验(DST)、甲状腺素释放因了兴奋试验(TRH),以及特殊心理学检查等。

12.病历小结及分析　概述病史和检查资料,分析发病基础、主要临床表现及其特点。提出诊断依据、鉴别诊断、治疗方案;作出预后估计、症状学诊断、疾病分类学诊断。酌情进行多轴诊断。

13.病历书写者签名及完成日期。

14.上级大夫的诊断、治疗意见。

二、住院病历书写要求

住院病历是病史、精神状态等各项检查的资料记录,是医生对疾病诊断、治疗和预后估计的重要依据,也是临床实践的经验总结。应按以下要求书写。

1.严谨的科学态度和认真负责的精神。

2.内容完整、实事求是、有逻辑性和情节性、重点突出、主次分明、条理清楚。书写文词通顺、简练、描述生动形象、字迹清楚、不得随意涂改。

3.书写及时。病历应在入院3d内完成。

4.病史及精神状态检查,尽可能使用病史报告人和患者的语言和实例,加以整理予以描述。应避免使用精神病学术语。

三、住院病历的其他部分

1.病程记录的格式与要求

(1)患者入院3d内,必须每天记录病程记录。以后可根据病情变化每3~7d记录一次。遇有查房、会诊或其他特殊情况,随时记录病程记录。

(2)入院当天的病程记录:应包括简要病史、门诊诊断与治疗、入院体检和精神状态检查、入院初步印象及处理意见。

(3)病程记录一般包括以下内容

1)主要治疗、药物品种、日剂量、疗程、药物所致不良反应,其他合并治疗、躯体和神经系统检查。

2)自上次病程记录以来精神症状的变化,需作具体描述和分析评价,特殊治疗做结束小结。

3)上级医师查房意见,应能反映最新研究的进展。

4)其他学科的会诊意见。

5)主任或教授主持的病案讨论:记录现状检查的情况、参加医师的发言、主持者的总结。

6)遇有抢救,应随时详细记录病情变化及处理措施。

7)随时记录家属反映的意见。

8)出院前应重复一次精神状态检查及躯体、神经系统、实验室检查。了解患者全面精神状况和心理问题。作出疗效评价及随访要求和注意事项。

2.出院记录(包括转院介绍、转科介绍)的格式和内容

(1)一般资料姓名、性别、年龄、婚姻、职业和职务、详细住址。

(2)入院、出院日期。

(3)入院、出院诊断。

(4)出院疗效。

(5)入院病历概述:主诉、发病时间、起病急缓、发病有关因素、病史摘要。

(6)入院各项检查(包括精神状态检查)结果概述及诊断。

(7)住院期间治疗经过及病情变化。疗效出现时间与相关药物品种、疗程、剂量、合并治疗的关系。更换治疗应说明理由。外出适应情况及会诊情况。

(8)出院时的精神状态及躯体情况、自知力。维持治疗的建议(具体出院带药)及出院后注意事项。

(9)出院诊断及疗效。

(10)医师签名。

第二章　精神障碍症状学

第一节　意识障碍

从精神医学方面说,"意识"一词是指对周围环境与自我的正确与清晰的认识,并做出适当的反应。因此意识障碍可分为两类:①周围意识障碍。②自我意识障碍。

一般临床讲的意识障碍,往往是狭义的,主要指周围意识障碍而言。而对自我意识障碍较少提及,后者主要是从精神病理学角度来探讨患者症状的性质、含义及心理变化特征。Jaspers 对自我意识障碍进行了深入研究,并做出较大贡献。

一、周围意识障碍

其主要特征是定向障碍,表现为对时间、地点、人物的定向与认识能力的减退或消失。另外还可伴有其他心理功能受损,包括①记忆力受损,意识障碍越严重,其记忆功能受损或遗忘则越严重。②对外界感知能力受损,往往可导致错觉。③主动注意力受损,严重时(如昏睡状态)可完全消失。④反应迟钝。⑤思维功能减弱。⑥自知力也受到影响,缺损或丧失。

周围意识障碍根据心理学改变特征可分为许多类型,较常用的分类法是分为:①意识水平下降,即个体对外界事物、现象的感知清晰程度降低,根据程度又分为嗜睡、昏睡和昏迷。嗜睡和昏睡的区别在于后者经客观刺激仍不能恢复定向能力,而前者存在。②意识内容改变,即不能真实反映现实的事实情况,谵妄是典型表现。③意识范围改变,即丧失反映现实情况的广度,典型表现为朦胧。

周围意识障碍的临床意义可分为:

1.病理性　如脑或躯体疾病、急性发病的某些非器质性精神障碍。

2.非病理性　如过度疲劳、人工催眠、参禅打坐、气功、中邪、做梦等。

周围意识障碍的临床判断常见下述误区:

1.过分依赖定向力　意识是一种心理状态,而不是心理过程,因此不能根据单一的心理过程障碍来判断意识障碍。定向力障碍是意识障碍的重要标志,但不要认为是唯一的标志,否则容易造成误判。例如处于急性精神病状态时,受到精神病性症状影响会误解定向;痴呆状态和严重记忆障碍时也丧失定向力,但不属于意识障碍。

还有当意识轻度受损时,常见如锂中毒早期,可表现意识恍惚、反应迟钝、注意力不集中等,但可能尚保持定向力,如不经仔细观察,容易发生漏诊。此时如让其进行定向力的进一步测试(如日期推算法),可以发现其受损的真实情况。

2.片面根据"遗忘"来判断意识障碍的存在　意识障碍发作后可以存在遗忘,但患者诉述有遗忘不一定就是意识障碍存在的可靠依据,这其中可能有人为的因素,尤多见于颅脑外伤者,在司法精神鉴定中更需警惕,何况轻度意识障碍也可能并未对过程完全丧失记忆。

3.误判为智能障碍　轻度意识障碍的临床表现有时类似于智能障碍,尤在老年人更需注意,两者性质不同,治疗方案也不同。

二、自我意识障碍

Jaspers 将自我意识障碍分成五类:自我能动性、自我统一性、自我同一性、自我界限性和自我存在性。现将障碍时的临床表现分述如下。

(一)自我能动性(自主性)障碍

正常人能意识到自己的精神活动是受本人支配与控制,即明了自己在想什么、喜欢什么、想干什么。所有这一切的精神活动都是在自己的愿望、要求、控制与支配下进行的。并且意识到这一切活动都是我的而不是别人的。

自我能动性障碍时可出现强制性思维、被控制感、思维中断、思维被插入、思维被剥夺及被动体验等。

被动体验时感到自己的思维、情感和意志行为不受自己控制,只能描述有这样体验,但不能具体说明究竟受什么控制。与物理影响妄想之区别在于后者能具体指出是受到某外力控制(如电脑、雷达、超自然力量等)。

有些强迫症患者不能解释自己的行为,当未充分理解提问的意义时会答"不受控制",易误解为被控制感,判断时需注意。

(二)自我统一性障碍

正常人在同一时间内意识到自己是单一的个体,即意识到此时此刻自己是一个单一的又是独立的人。

自我统一性障碍时发生"既此又彼"的体验,出现附体体验及双重人格等症状。

附体体验时觉得有神鬼、狐、蛇、人等寄居在体内,控制其思想及行为,寄居者(入侵者)是自我的一部分,多见于癔症。和附体妄想的区别,在于前者存在的时间较短暂,呈发作性;后者持久存在,并且坚信。和被动体验的区别,在于前者与自我的关系是和谐的,后者与自我的关系是失和谐的,违反患者的意志,认为在与他作对,对他造成危害和痛苦。

双重人格时体验到两个自我同时存在,并确信每一个自我都是自己的一种表现形式;或定义为:"觉得同时存在两个自我,两种往往是对立的人格,争着实现各自的意志和行为。""两个自我存在于同一时间、同一空间,但有两种人格、两种感情和意志,既是自己,又是另一个别人。"见于癔症、人格障碍和精神分裂症。例如有的患者诉述:"一个我管不了另一个自我;有一个我,又有一个我,我和我分开了。"

（三）自我同一性障碍

正常人对自己的过去、现在和将来意识到是同一个人,不会变化成其他人物或东西。

自我同一性障碍时发生交替人格,即"以此代彼"。届时相信自己完全变成了另一个人,并且改名换姓,同时语调和行为也发生改变。例如有一位女性癔症患者,发作时突然以男性的步态行走,声音变粗,询之何人,答称是:"包龙图(宋代清官包公)。"原来她对丈夫不满,贬丈夫为陈世美(故事中的负心汉)。

（四）自我界限性障碍

正常人能意识到我与非我的界限,能分辨在体内与体外的界限。自我界限性障碍时产生被揭露感、思维被播散或被广播。

被揭露感又称被洞悉感,就是在没有向外界言明的情况下,感到自己的内心世界,包括现在和过去的想法、做的事情都被人知晓了,因此显得惊惶、害怕。与思维被广播的区别是:后者感到他的思想以某种别人可以直接感知的形式向四面八方扩散,即已经超越自我的界限;前者则仍限于自我范围内,只是感到他的想法被人知晓而已。

（五）自我存在性障碍

正常人对自己的存在有一个现实的、切实无误的体验,而不是恍惚的、虚而不实的。自我存在性障碍时产生人格解体症状。人格解体是一种有自知力的和不愉快的体验,患者有异乎寻常的陌生感、脱离感或不真实感,分为下述几种类型。

1.自我解体 感到自我变得不真实、空虚,有梦幻感或无我感,感到灵魂已离散,像"木偶"、"机器人"。

2.躯体解体　感到身体的大小、轻重、硬软发生变化,"身体像铅管一样",失去真实感,是"虚的","什么感觉也体会不到",于是对躯体采用敲、打、抚摸、掐刺方法,以求"实感"。

3.情感解体　感到丧失了情感体验能力,不知爱也不知恨,缺乏情欲。

4.现实解体　感到周围世界一切发生了改变,变得不真实、陌生,如在画中一样,没有立体感和生气,又如梦境,蒙上了雾或纱,见状像行尸走肉。神经症者知道是自己体验发生了改变,而非现实本身的改变,为此感到苦恼、恐惧,害怕发疯。

人格解体需要与虚无妄想区别,后者否认自己躯体、头脑、周围人及世界的存在,坚信他自己没有头脑、没有智慧,或认为躯体或某部分并不存在,称他是个死人,世界已经终止,所有人都已死亡,路人如行尸走肉。两者的不同点:①不真实与不存在的不同:前者感到不真实;后者感到不存在。②感觉与坚信的不同:前者有异常的陌生感、脱离现实感;后者则坚信发生了改变。③对待态度不同:前者感到不悦、苦恼、恐惧,具自知力;后者则泰然处之,缺乏焦急情绪。例如有的虚无妄想的患者,坚信自己已没有五脏六腑,只存在一个躯壳,但仍无忧无虑地饱餐终日。

第二节　感知觉障碍

感觉是大脑对直接作用于感觉器官的客观事物个别属性的反映,如某物体的颜色、音调、气味、冷热、软硬等个体属性。知觉则是客观事物的各种属性作为一个整体的综合映象在头脑中的反映。简单地说,知觉可以被理解为对某客观事物各种感觉的综合。当然,知觉的这种综合作用不能简单地等同于各种感觉的相加作用。知觉具有如下几个特征:一是知觉的整体性,即客观事物的某些个别属性发生变化,不影响对整体的认知。如你熟悉的某个朋友,即使换上不同的衣服你仍会一眼识别出来;二是知觉的恒常性,即个体对客观事物的知觉与过去的经验有关。如物体黑-灰-白的亮度从物理学原理上来讲与物体反光量大小有关。据测定,黄昏时粉笔的反光量小于中午阳光下煤炭的反光量,但人们对此的知觉仍认为前者是白的,后者是黑的。另一种与感知觉有关的现象是表象,它是指从前感知过的东西不存在于眼前时在头脑中再现的形象。它在头脑中的清晰与鲜明程度不及知觉。包括有视觉、听觉以及触觉运动的表象。如美好的音乐或以使听众产生"余音绕梁,三日不绝"的表象。本节介绍几种最常见的感知觉障碍症状。

一、感知觉过敏

表现为感知觉阈值下降,对一般刺激都难以忍受。对外部感知觉过敏者表现为不耐强光、噪声、高温、强烈气味等。如耳边轻语便觉得很响而头痛,关门声有如枪炮声。内部感觉过敏者则表现为不能耐受正常心搏或胃肠蠕动等感觉,有多种躯体不适感。感知觉过敏多见于神经症患者。

二、感知觉减退

外部感知觉减退则表现为外界感知不清晰,图像失去想象的颜色,音乐失去抑扬的变化,有"雾里看花"之感,严重者可发展到觉得外界不真实,虚无缥缈,可发展为现实解体症状。内激感减退可表现为麻木不仁,甚至觉得自身不存在,严重者可发展为人格解体症状。感知觉减退多见于抑郁症患者或催眠状态。正常时也见于紧张或激情状态,如战斗中因痛觉迟钝而不知自己受伤。

三、感知觉综合障碍

感知觉综合障碍是指对具体客观存在的事物的个别属性出现错误的感知。如某患者看见护士的鼻子特别大,且呈黑色。此时患者对客观存在的护士的整体属性(护士)的感知觉并无障碍,而是对个别属性(如鼻子的大小,颜色)的感知觉出现了障碍。感知觉综合障碍多见于器质性精神障碍如中毒、颅内感染、癫痫等,也见于精神分裂症等。

四、错觉

错觉是对具体客观存在事物的整体属性的错误感知。正常情况下可出现错觉,如"太阳围着地球转"、又如生理性错觉"草木皆兵"、"杯弓蛇影"等。病理性错觉多见于感染、中毒等因素导致意识障碍如谵妄时多见。但也见于功能性精神病如精神分裂症,后者出现错觉时多与幻觉同时存在。如某酒中毒出现谵妄患者,把给他打针的护士看成是有人手持利刃来解剖他,为此攻击护士。

五、幻觉

幻觉是指无客观事物作用于感觉器官而出现的类感知觉。幻觉的内容是以往知觉痕迹的重现,如先天的失聪者无幻听,先天的盲人无幻视。幻觉一般按感觉器官来划分,有幻视、幻听、幻嗅、幻味、幻触、内脏幻觉等每生理情况下如半睡半醒状态以及长期感觉剥夺或过分期待某种现象时可以出现幻觉。病理性幻觉多见于脑器质性精神病如颞叶病变、谵妄状态,也常见于精神分裂症。情感性精神病也可见到,是感知觉障碍中一个重要且常见的精神症状。

例1:某阿托品中毒患者,某日傍晚突然大叫:"不得了,我爸爸被刺得稀烂,这儿尽是戴铜帽子的人,你们看,正在刺我爸……"说完翻身往病床下躲。(幻视)

例2:某精神分裂症患者对医师说:"我肚子里真有一男子说话的声音:'冬娥,你太懒了!''冬娥,你快把手中的东西扔掉。'"(幻听)

例3:某精神分裂症患者,由其父陪同入诊室,患者突然神色较紧张地说:"爸,我闻到了毒气味。"停顿了一下又说:"唔,这房间有毒气。"于是很快逃出诊室。(幻嗅)

幻觉与错觉、感知觉综合障碍的区别见表2-1。

表2-1　幻觉与错觉、感知觉综合障碍的区别

	客观事物	错误感知	例子
感知觉综合障碍	存在	个别属性	看见某人的手一只长一只短
错觉	存在	整体属性	把某人看成一棵树
幻觉	不存在	整体属性	凭空看见一个人

第三节　思维障碍

思维是人类精神活动的重要特征,是人脑对客观事物间接和概括的反映,是人类精神活动的重要特征,是认识过程的高级阶段。思维是在感觉和知觉的基础上产生的,通过对事物的分析、比较、综合、判断、推理抽象和概括来反映事物本质,用语言、行动或书面等表现形式表达出来。

正常人的思维有以下几个特征:①目的性,指思维围绕一定目的,有意识的进行的;②连贯性,指思维过程中的概念是前后衔接,相互联系的;③逻辑性,指思维过程是有一定的道理,合乎逻辑的;④实践性,正确的思维是能通过客观实践检验的。思维障碍临床表现多种多样,主要包括思维形式障碍和思维内容障碍等。

1.思维形式障碍　　思维形式障碍包括思维联想障碍和思维逻辑障碍等。

(1)思维联想障碍

1)思维奔逸:又称观念飘忽,指思维的联想速度加快和联想数量的增加、内容丰富生动。患者表现健谈,说话滔滔不绝、口若悬河、出口成章,自觉脑子反应快,特别灵活,好像机器加了"润滑油",思维敏捷,概念一个接一个地不断涌现出来,说话的主题极易随环境而改变(随境转移),也可有音韵联想(音联),或字意联想(意联)。多见于躁狂症,也可见于精神分裂症。

2)思维迟缓:即联想抑制,联想速度减慢、数量减少和联想困难。患者表现言语缓慢、语量减少,语声甚低,反应迟缓,但思维内容并不荒谬,能够正确反映现实。患者自觉"脑子不灵了"、"脑子迟钝了",多见于抑郁发作,也见于精神分裂症。

3)思维贫乏:指联想数量减少,概念与词汇贫乏,脑子空洞无物。患者表现为沉默少语,答话时内容大致切题,但单调空洞或词穷句短,常泰然回答"不知道"、"什么也没想"。多见于精神分裂症,也见于抑郁症、脑器质性精神障碍及精神发育迟滞。

4)思维散漫:又称思维松弛,是指患者在意识清晰的情况下,思维的目的性、连贯性和逻辑性障碍。思维活动缺乏主题思想,内容和结构都散漫无序,不能把联想集中于他所要解释的问题上。表现为说话东拉西扯,对问话的回答不切题,以致检查者感到交流困难。尽管患者的每句话都完整通顺,意思可以理解,但上下文前后语句缺乏联系。有时谈话中夹杂的一些突发的与现实无关的内隐性观念,使人难以理解其究竟是想表达什么。这种叙述的混乱虽经检查者提出要求予以澄清,患者仍然不能说清楚。主要见于精神分裂症,也见于严重的焦虑和智能降低者。

5)思维破裂:指概念之间联想的断裂,建立联想的各种概念内容之间缺乏内在联系。表现为患者的言语或书写内容的句子之间含意互不相关,变成语句堆积,令人不能理解。严重时,言语支离破碎,成了语词杂拌。多见于精神分裂症。如在意识障碍的背景下出现语词杂拌,称之为思维不连贯。

6)病理性赘述:思维活动停滞不前,迂回曲折,出现节外生枝的联想,通常说明讲话人的抽象概括和理解能力低下,表现为说话啰唆,抓不住重点,包含了许多不必要的细节和无关的分枝。对别人让其围绕话题简述的要求置之不理,固执地按照自己预想的思路赘述下去。思维进行虽慢,但说话的主题还隐约可见,最终能够达到预定的目标。见于癫痫、脑器质性及老年性精神障碍。

7)思维中断：又称思维阻隔。患者意识清晰无明显外界干扰下，思维过程在短时间内突然出现中断，或言语突然停顿。表现为患者说话时突然停顿，然后开始另一个话题内容。若患者有当时的思维被某种外力抽走的感觉，则称作思维被夺。两症状均为诊断精神分裂症的重要症状，也可见于正常人疲劳、注意分散时以及神经症患者。

8)思维云集：又称强制性思维患者体验到大量不属于自己的思想突然性的强制涌入自己的脑内，令其恐慌和不愉快。有时体验到某种思想让别人强行塞进其脑内，称为思维插入。症状往往突然出现，迅速消失。都是精神分裂症的特征性症状。注意和强迫性思维的鉴别不在于思维内容和形式的怪异，而在于是否属于患者自己，及思维的"属我性"和"属他性"。

(2)思维逻辑障碍

1)病理性象征性思维：以无关的具体概念或行动代表某一抽象概念，不经患者解释，旁人无法理解。如某患者经常反穿衣服，以表示自己为"表里合一、心地坦荡"，常见于精神分裂症。正常人可以有象征性思维，如以鸽子象征和平。正常人的象征以传统和习惯为基础，彼此能够理解，而且不会把象征当作现实。

2)语词新作：指概念的融合、浓缩以及无关概念的拼凑。患者自创一些新的符号、图形、文字或语言并赋予特殊的概念，不经患者本人解释，别人难以弄清其含义。如"矛市"代表狼心狗肺；"％"代表离婚。多见于精神分裂症青春型。

3)逻辑倒错性思维：主要特点为推理缺乏逻辑性，既无前提，也无根据，或因果倒置，推理离奇古怪，不可理解。如一患者说："因为电脑感染了病毒，所以我要死了。"可见于精神分裂症和偏执狂等。

4)其他特殊的思维活动言语表达形式

持续言语：指患者在回答问题时持续重复第一次问题的答案。主要见于器质性障碍如痴呆，也见于其他精神障碍。

刻板语言：指患者机械地重复某些无意义的词或句子。主要见于精神分裂症。

模仿语言：指患者模仿周围人的言语，周围人说什么，患者也重复什么。主要见于精神分裂症。

2.思维内容障碍

(1)妄想：妄想是一种病理性的歪曲信念，具有以下特征：①思维内容与事实不符，没有客观现实基础；②患者对自己的想法深信不疑，不能被事实所纠正，与其所接受的教育和所处的社会文化背景不相称；③妄想内容均涉及患者本人，总是与个人利害有关；④妄想具有个人独特性，不为任何集体所共有。

妄想按其起源与其他心理活动的关系可分为原发性妄想和继发性妄想。

原发性妄想是突然发生的,与患者当时的心理活动和所处环境毫无关系,一旦出现即绝对确信,包括妄想知觉(患者突然对正常知觉体验赋以妄想性释)、妄想心境或妄想气氛(患者感到他所熟悉的环境突然变得使他迷惑不解,而且对他具有特殊意义或不祥预兆,为此而紧张不安)。原发性妄想对诊断精神分裂症具有重要价值。

继发性妄想是指在其他病态体验的基础上产生并发展起来的妄想,可继发于幻觉、情绪、异己体验、智能损害等精神障碍,其内容只是对原发障碍的解释和说明。还有一种特殊形式的妄想叫作感应性妄想,又称分享性妄想,指长期密切地同妄想患者生活在一起,受患者妄想信念的影响而产生同样内容的妄想。虽然妄想程度相当,但一旦分开,常迅速消退。

妄想按照结构划分,可分为系统性妄想和非系统性妄想。系统性妄想是指多个妄想内容之间,或者一个妄想的多种表现之间相互联系、结构严密、逻辑性较强,反之则称为非系统性妄想。

临床上通常按妄想的内容进行归类,常见的有:

1)被害妄想:是最常见的妄想。患者无中生有地坚信周围某些人或某些集团对患者进行打击、陷害、谋害、破坏等不利的活动。加害的方式多种多样,可以是施毒、监视、跟踪、搞阴谋、造谣诽谤,或以非人道的方式用患者做试验、控制患者的思想或行为等。患者受妄想的支配可拒食、控告、逃跑,或采取自卫、自伤、伤人等行为。可见于多种精神病。

2)关系妄想:患者认为环境中与他无关的事物都与他有关。如认为周围人的谈话是在议论他,别人吐痰是在蔑视他,人们的一举一动都与他有一定关系。常与被害妄想伴随出现,可见于多种精神病。

3)物理影响妄想:又称被控制感。患者觉得他自己的思想、情感或意志行为受到某种外界力量,如电波、超声波,或某种先进仪器的控制而不能自主。如患者觉得自己的大脑已被电脑控制,自己已是机器人。此症状是精神分裂症的特征性症状。

4)夸大妄想:指自我夸耀和自视过高的妄想,才智、容貌、体力、财富、名誉、权势和血统等都可以是夸大的内容,常因时间、环境、患者的文化水平和经历不同而表现各异。可见于躁狂症和精神分裂症及某些器质性精神病。

5)非血统妄想:患者坚信父母不是自己的亲生父母。多见于精神分裂症。

6)罪恶妄想:又称自罪妄想。患者毫无根据地坚信自己犯了严重错误、不可宽恕的罪恶,应受严厉的惩罚,要求劳动改造以赎罪,或坐以待毙,或拒食自杀。主要见于抑郁症,也可见于精神分裂症。

7)疑病妄想:患者毫无根据地坚信自己患了某种严重躯体疾病或不治之症,因而到处求医,即使通过一系列详细检查和多次反复的医学验证都不能纠正。如认为脑内长有肿瘤,全身各部分均被癌细胞侵犯,心脏已经停止跳动等。严重时患者认为"自己内脏腐烂了"、"脑子变空了"、"血液停滞了",称之为虚无妄想。多见于精神分裂症、更年期及老年期精神障碍。

8)钟情妄想:患者坚信自己被异性钟情。因此,患者采取相应的行为去追求对方,即使遭到对方严词拒绝,仍毫不置疑,而认为对方在考验自己对爱情的忠诚,仍反复纠缠不休。主要见于精神分裂症、妄想性障碍等。

9)嫉妒妄想:患者无中生有地坚信自己的配偶对自己不忠实,另有外遇。为此患者跟踪监视配偶的日常活动或截留拆阅别人写给配偶的信件,检查配偶的衣服等日常生活用品,以寻觅私通情人的证据。可见于精神分裂症、妄想性障碍等。

(2)超价观念:超价观念是指在一定的性格基础和强烈的情感色彩基础上,对某些事实做出超乎寻常的评价,并予以坚持而影响行为。超价观念的发生一般有事实依据,多与切身利益有关,若了解患者的生活背景则可以理解。它与妄想的区别在于没有逻辑推理错误,可以被事实纠正,具有社会可接受性,其信念可与其他人所共有。多见于人格障碍或应激相关障碍。

(3)强迫观念:强迫观念或称强迫性思维,指在患者头脑中反复出现某一毫无现实意义的概念或想法,明知没有必要,又无法摆脱,伴有主观的被强迫感觉和痛苦感。强迫性思维可表现为某些想法,反复回忆(强迫性回忆)、反复思索无意义的问题(强迫性穷思竭虑),脑中总是出现一些对立的思想(强迫性对立思维),总是怀疑自己的行动是否正确(强迫性怀疑)。强迫性思维常伴有强迫性动作,多见于强迫症。它与强制性思维不同,前者明确是自己的思想,反复出现,内容重复;后者体验到思维是异己的。

第四节　情感障碍

情感、情绪和心境三个名词在精神病学中经常通用,尤其是情感和情绪并无严格区别。现在精神疾病分类也将原来的"心境障碍"改为"情感障碍"。

有的学者将情感分为正性和负性两种。正性情感包括高兴、喜悦、愤怒等,可增强生命活力;负性情感包括悲伤、抑郁、恐惧、紧张等,能降低生命活力。

一、病理性优势情绪

指在精神活动中占明显优势地位的病理性情绪状态,其强度和持续时间都与现实环境刺激不相适应。

1.情感高涨　除了心境愉快之外,常伴有言语及动作增多,具有感染力,主要见于躁狂症。

与欣快的区别:后者①自得其乐。②不伴其他精神活动增多。③症状少变,与环境少联系。④伴认知功能障碍。⑤有器质性基础。

2.欣快　其特点为诙谐、滑稽、表情轻松愉快,爱开玩笑或恶作剧。但言行往往愚蠢、幼稚,缺乏感染力,并常伴智能障碍。主要见于器质性精神病,以及慢性衰退的精神分裂症。

3.销魂　处于一种特殊的喜欢愉快状态,或飘然如仙的心境,不一定伴有其他精神运动性兴奋。以海洛因"过瘾"时最为典型,也可见于酒醉、致幻剂中毒、癫痫症,以及器质性精神病、精神分裂症等。

4.心境恶劣　表现情绪激惹、怨恨、愤恨、敌意、焦虑、烦躁,对周围环境及事物时时感到不满,因此易激惹发脾气。然而抑郁情绪不严重,较少有消极观念及行为。自己不愉快,还常引起周围人的厌恶;怨恨别人,而不是责备自己。还可经常有躯体不适感或疑病观念,主要见于过去所描述的抑郁性神经症。此外,癫痫症也可有此体验,具有发作性特点,维时较短暂,一般可在1~2日内消失。

与易激惹不同,心境恶劣时,主要处于情绪恶劣状态,处处事事感到不称心如意,"怨天怨地",遇事时激惹生气;而易激惹只是在受到外界刺激时才引起激惹反应。亦与情绪抑郁不同,后者情绪低落突出,且持续存在,伴有精神运动性抑制,且自责内疚,自信缺乏,常存消极观念。

5.焦虑　是一种常见的非精神病性精神症状,患者感到非常痛苦,甚至痛不欲生,并影响其社会功能。表现终日惶恐不安,提心吊胆,总感到会有不幸或祸事临头,但又不能说出所以然来。在严重焦虑时还可出现手指震颤、肌肉紧张、坐立不安、来回走动、搓手顿足,以及头晕脑涨,后颈僵痛等。主要见于焦虑症、抑郁症、更年期综合征等,也可出现在精神分裂症、器质性精神病等。

有的学者认为,典型的焦虑症必须具有:①焦虑心境。②运动性不安和自主神经紊乱(包括口干、出汗、心悸、胸闷、身体发热或畏寒、颜面发红或发白、食欲不振、腹泻或便秘、尿急尿频等),否则不能诊断为焦虑症。而作为焦虑症状,就不一定需具备以上症状。

然而,焦虑不仅是一种常见的精神症状,而且还是一种常见的反应性表现,即对事件或处境的一种反应。单纯的焦虑还有一种积极的效应,它可以是人生的一种动力,这一点我们每个人都有这方面的体会。心理学研究表明,焦虑虽然是一种痛苦的体验,但它具有重要的适应功能。第一是信号功能("警报"功能),它向个体发生危险信号,当这种信号出现在意识中时,人们就能采取有效措施对付危险,或者逃避,或者设法消除它。焦虑提醒人们警觉到已经存在的内部或外部危险,在人们的生活中起着保护性作用。例如当人们闻到焦臭味后,可立即产生怕发生火灾的焦虑,S.Freud 称为"现实性焦虑"。只有并无任何原因,自己也不能理解为何如此惶恐不安而严重焦虑时,才属于病理性的。第二是动员机体处于战斗准备状态。焦虑发生时,使自主神经支配的器官进入兴奋状态,警觉增强,血液循环加速,代谢升高,为采取行动对付危险作出适宜准备。第三,参加学习和经验积累过程。焦虑帮助人们提高预见危险的能力,帮助人们不断调整自己的行为,学习应对不良情绪的方法和策略。

典型的焦虑见于焦虑症,抑郁症患者也同样可以有焦虑症状,有时可以达到共病的程度。因此有人称焦虑和抑郁是"姐妹症状",几乎所有焦虑症者都伴有不同程度的抑郁症状,在各类抑郁症中,有明显焦虑症状者约占 2/3 以上。著名精神科专家刘贻德教授曾指出:如果仅有抑郁而缺乏焦虑症状的,则很难考虑是"内源性抑郁症"。强迫症与恐怖症者无一例外的都有焦虑症状,因此 DSM-Ⅳ 将它们与焦虑症共归于"焦虑障碍"之内。

焦虑和抑郁虽经常相伴,但有区别。焦虑的特点是指向未来,指向可能的危险和不幸,在观念上不确定;抑郁则意味着已经造成的损失,是无可换回的既成事实,在观念上是确定的。

焦虑与疑病的区别,疑病症可伴有焦虑症状,焦虑症也可伴有疑病症状,但疑病症的焦虑集中于自己的身体和具体疾病;焦虑症的焦虑却是弥散的。

精神分裂症患者的焦虑,并不排除一开始就存在的焦虑,但是可能大多数的焦虑体验与精神病性症状关系比较明显;特别是在疾病的早期,幻觉的存在以及妄想形成的早期,尤其在自知力没有完全丧失的情况下,患者的焦虑是明显的。不但早期可以出现焦虑,在疾病的发展过程中,以及在疾病的康复阶段都可以出现焦虑,这种焦虑有可能是疾病症状学的构成之一,也可能是继发于其他症状或者是对外界的一种反应。对于精神分裂症而言,另外一种焦虑是不能不提的,这就是药源性焦虑。

药源性焦虑往往是应用了高效价的传统抗精神病药物或其他抗精神病药物剂量过大的情况下出现,患者的表现不仅有静坐不能的表现,而且在情绪上的烦躁不安也特别明显,甚至是冲动,在这种情况下需要分清是药物引起还是原发的症状,否则继续增加药物会进一步加重这种药源性焦虑。

6.抑郁　　抑郁也是一种常见的症状,它不仅可以附属于其他疾病,也可以作为中心症状而形成所谓的抑郁症。这样的患者可以表现情绪低落、绝望、无用和无助感明显、兴趣减少甚至消失,体验不到生活的乐趣、悲观、看不到前途,甚至有消极的念头和行为,这样就是抑郁症的表现。但是作为一个抑郁症状,相对来说就可能没有这样全面和深刻。患者的抑郁症状可以表现情绪低沉,整日忧心忡忡,愁眉不展,唉声叹气,重者忧郁沮丧,悲观绝望,感到自己一无是处,以致兴趣索然,大有"度日如年","生不如死"的感觉。外界一切都不能引起他的兴趣。

抑郁症状有时会表现面无表情、呆板,甚至类似于精神分裂症的阴性症状,这是需要鉴别的。真正能深入到患者的内心去体验患者,可能是最好的方法。

抑郁也是精神分裂症的一个常见症状,在整个病程中,其发生率在 7%～75%,但又因为不同的病期,抑郁症状发生率也不同,初发者 50% 左右,复发者30% 左右。精神分裂症终身伴抑郁的危险性约 60%,明显高于普通人群的8%～26%。

精神分裂症患者的抑郁症状与典型的抑郁症表现有些差异。一般来说,它不像抑郁症那样抑郁症状贯穿于整个病程,往往也不会构成主要临床相,常常随着抗精神病药物的应用,大部分抑郁症状得到缓解。从症状的特点来看,也没有明显的精神运动性抑制,从生物学上来说,也不一定有 DST 阳性现象,也不能完全用 5-HT 功能下降来解释。

精神分裂症的抑郁症状既可以是精神病症状的固有构成,也可以是对精神病性症状的反应,同时更可能是对自身患病的一种反应。但无论来源如何,这种抑郁症状在精神分裂症的临床表现中是客观存在的,也是不容置疑的。

但是精神分裂症的抑郁却不同于阴性症状,即使它们在外表上看起来有类似的地方,但实质上却有本质的差异。虽然有些研究发现阴性症状与抑郁症状之间有些相关的关系,但是最本质的心情低落几乎与任何一种阴性症状都没有联系。

精神分裂症的抑郁,如果在临床上占有一定的地位,有可能是分裂情感性精神病。因为这种情况是不同于伴有精神病性症状的抑郁症的。

在康复期,患者的抑郁症状可以很明显,在现代的诊断标准中,已经列出了精神分裂症之后的抑郁或精神病后抑郁。这种情形不少见,其中患者对自己疾病的认识以及由此引起的心理反应在其中占主要的地位。

在复发前,不少患者也可以出现抑郁症状,所以,对于有一定程度抑郁症状的精神分裂症患者,应该是复发的一种提示或者某种干预的提醒。

伴有抑郁的精神分裂症患者,自杀的概率比较高。

7.恐怖(又称恐惧)　指对外界某种事物的特殊恐惧,而患者自己也知道这种恐惧是不必要的、非理性的,但难以自控,往往同时伴有明显的焦虑以及不同程度的抑郁。主要见于恐怖症、强迫症、精神分裂症,以及某些器质性精神障碍。

恐怖具有情绪的强迫性特征,故过去曾把恐怖症归类于强迫症的一种类型,称为强迫性恐怖症。

与焦虑有些相似,但焦虑是对于未来的担忧,而恐怖是对于当前事物、场所等的不安。

二、情绪诱发障碍

情绪的变化与外界刺激无关,或虽与外界刺激有关,但反应阈值发生了变化,产生反应过敏或反应迟钝。

(一)易激惹

表现情绪反应过敏,对刺激的耐受性减低,轻微刺激引起与强度不相应的反应,以阳性情绪表现为主。见于躁狂症、精神分裂症、器质性精神障碍及神经症。

(二)情绪不稳

情绪体验极易波动,易从一极端变为另一极端,但持续不久,可有(或无)外界诱因。外观给人印象是喜怒无常。

精神分裂症患者可见情绪不稳,其变化常缺乏内在体验,显得莫名其妙;也可见于器质性精神障碍。

(三)情感失禁

是一种情感失控现象,发作时患者心里明白,但无法控制其哭笑表现,常由轻微的刺激引起,例如当询问到患者某伤心事时,患者立即当众痛苦不止,片时收敛,自惭在众多陌生人面前"出了丑",但自叹不能控制。见于器质性精神障碍(尤其血管性痴呆)。

(四)激情发作

指在受刺激后,或并无刺激的情况下,突然发生剧烈的情感反应(如暴怒),同时可伴有攻击、破坏、伤害等行为,该时往往伴有不同程度的意识范围狭窄,理智缺损,行为不计后果,又可分为两类。

1.生理性激惹　主要见于人格不健全者,气量狭小,易感情用事,遇细小刺激引起暴怒,没有严重意识障碍,也无妄想、幻觉等精神病性症状,事后能回忆过程。

2.病理性激情　这是一种强烈的情绪表现,有下列特征:①其出现缺乏或仅有细小诱因。②发生骤然、强烈而短暂。③有严重意识障碍。④可发生冲动行为。⑤伴有自主神经变化,如面色苍白或发红、呼吸急促、心率加快等。⑥发作后有的瘫倒在地,对过程全部遗忘。⑦常有下列疾病基础,如器质性脑病(颅脑外伤、脑炎)、癫痫、器质性人格改变、精神分裂症、急性反应性精神病等。但要注意,不是在以上疾病基础上的激情发作都是病理性激情,判断时仍要注意掌握符合病理性激情的症状含义,不是精神疾病＋激情发作＝病理性激情,此点常有误解。

(五)强制性哭笑

多见于血管性痴呆患者,具有下列特征:①发生无诱因,无内心体验。②发生后不能自我控制,带有强制性质。③发生和终止均突然。④伴有呼吸肌、声带肌及泪腺的协同活动。

与情感失禁虽然都存在对情感表达控制能力的障碍,但有区别,情感失禁是只发生在有外界刺激的条件下,同时有内心体验;而强制性哭笑是自发性的情感反应,出现并无相应的外界刺激,发作时也无内心体验。

(六)情感淡漠

其特点似"情感源泉的枯萎",对外界环境缺乏相应的情感反应,真正的情感淡漠往往对心理-生理反应测验呈阴性结果,即对特定的刺激在心率、呼吸、血压等方面与刺激前无变化。它不同于抑郁症的情感反应平淡,也不同于器质性精神病者的情感麻木。是精神分裂症的特征性症状之一,也见于器质性精神障碍。

情感平淡一词用得比较普遍,习惯使用上常把程度上比情感淡漠轻的称为情感平淡,例如患者对于本该引起明显情感反应的刺激却反应平淡,缺乏相应的内心体验。虽然有的学者并不认同,但从临床的实用立场而言,把情感淡漠与情感平淡之间的差异作这样的理解还是比较实际的。

评定是否情感淡漠要全面依据:①与亲人的关系和态度。②兴趣、爱好与生活追求。③对目前处境的态度。④日常生活的安排。⑤对未来的打算和愿望。评估时不仅限于外在表情、言语和行为的观察,更重要的是了解其主观上体验。对于暂时观察到的表情不活跃,可以使用"表情呆板"、"反应迟钝"。严格掌握"情感淡漠"或"情感平淡"的用词,因对临床诊断有重要意义。

（七）情感迟钝

指患者对客观刺激的情感反应虽有，但反应速度明显迟钝，其强度显著减弱。主要见于抑郁症与器质性精神障碍，也可见于反应性精神病、精神分裂症及其他精神障碍。

（八）情感麻木

指患者对外界强烈刺激表现毫无反应而呈麻木状态，主要见于器质性痴呆与晚期精神分裂症，也可见于癔症、反应性精神病（由于强烈刺激引起短暂的深度情感抑制所致，在发病机制方面与前者不同）。

（九）冷酷无情

为反社会性人格障碍的特征之一。表现极端自私、缺乏道德心、为满足个人欲望而不择手段。对他人冷酷无情，甚至对自己的亲属也可进行掠夺或施加暴行。

（十）情感幼稚

往往同时表现过分任性或"孩子气"，常感情用事，缺乏理智。主要见于癔症、精神发育迟滞，以及青春型精神分裂症。

（十一）情感衰退

指患者对周围事物失去原有的那些情感体验，往往面部无表情，或者经常傻笑，它是患者整个精神衰退的一部分表现。主要见于慢性或晚期的精神分裂症、器质性痴呆患者。

三、情感协调性障碍

情感体验与外界刺激或外部表情不协调，或与内心体验自相矛盾。

1.矛盾情感　精神分裂症患者对一个人或一件事同时存在两种对立的情感，如某患者坚信其妻与单位领导一起要谋害他，所以十分恨她，但同时又盼望她来医院探望他，陪伴他。与矛盾意志、矛盾思维共称为矛盾现象（矛盾症），是精神分裂症的基本症状之一。与正常人在某种特殊条件下所产生的情感矛盾相比，病理性矛盾情感具有下列特点：①并不限于个别事件，而是经常出现。②并无特殊的环境因素存在。③患者本人不感到此种矛盾状态的存在。④患者无苦恼和痛苦感受。

2.情感倒错　精神分裂症患者的情感反应与外来的刺激不一致，如当听到亲人死亡的噩耗时，无动于衷，甚至流露出喜悦的表情。

3.情感不适切　指患者对外界环境的情感反应不适当（常同时伴情感淡漠），或者其言语、思维活动与其情感表现不协调。主要见于精神分裂症、器质性精神障碍等。

第五节 注意障碍

注意是指精神活动时对一定事物的指向与集中。注意有四个特征：①保持。②选择。③范围。④转移，指停止注意原来信息源转而注意其他信息源的能力。

注意又分为主动注意（随意注意），乃对既定目标指向及集中的能力；被动注意（不随意注意），乃外界或内在的刺激而引起被动的指向及集中的能力。

常见的注意障碍有以下几种。

1.病理性注意增强　指特别注意（包括主动注意与被动注意）某些事物或特别容易被某些事物所吸引，常见于患疑病症或有妄想的患者。有被害或嫉妒妄想的精神病患者，对妄想对象的一举一动往往特别注意，并对妄想对象的举动赋予一种妄想性释义。

2.随境转移　主要见于躁狂症或躁狂状态的患者，是意志选择性障碍，其特点是：被动注意病理性增强，而主动注意却不能持久，极易被外界事物或新问题所吸引，因此注意目标不断转移。

3.注意减弱或迟钝　主动和被动注意均见减弱。主要见于疲劳或精神衰竭状态，以及器质性痴呆等。

4.注意（范围）狭窄　是注意范围的障碍。主要见于轻度意识障碍、癔症发作，以及器质性痴呆等。

5.注意涣散　是注意保持的障碍，主动注意减退，注意力不集中且不能持久。可见于过分疲劳、神经衰弱、儿童多动症、器质性精神障碍，以及精神分裂症等。

6.注意矛盾　是矛盾的表现之一，其特点是：对重大事物不够注意，却对一些琐碎事物特别注意。主要见于精神分裂症。

7.注意固定　是注意转移特性的障碍，可见于正常人的过分专心致志状态。处于病理状态的如有强迫观念的患者，注意固定于病态观念，而无法摆脱，此又称强制性注意；还有具有妄想病态的患者，其注意可高度集中在妄想上，固定而无法转移。

第六节 记忆障碍

记忆是使贮存于脑内的信息复呈于意识中的功能，是保存与回忆以往经历的过程。

记忆具有以下三个基本过程:①识记或铭记。②保存,即信息储存。③回忆与再认。在这三个过程中,无论哪个受损或发生障碍,都可产生记忆障碍。

根据记忆时间的长短可分为:①即刻记忆:对一二分钟发生的事物记忆。②短期记忆:对1小时内事物的记忆。③近事记忆:对48小时内事物的记忆。④远期记忆:对2日以上至数年之久事物的记忆。

记忆障碍,常见的有以下几种。

1.病理性记忆过强　不包括记忆力特强的正常人,如所谓的"目下十行,过目不忘"的聪慧者。指患者记忆能力特强,甚至对久远的事件的具体细节都能回忆起来。见于轻躁狂、强迫症、偏执性精神病、偏执型精神分裂症等。但后者的记忆过强,只限于与妄想有关的事物,且往往赋予妄想性释义。

2.记忆减退　通称"记忆不好",与记忆的四个基本过程都有关系,开始时往往涉及近事记忆,以后才涉及远事记忆,与年龄有关。见于正常人或神经症、器质性精神障碍等。虽也常说遗忘某事,但与下述的遗忘不同。

3.遗忘(记忆缺损)　可分为以下几种。

(1)顺行性遗忘:指对发病之后一段时间之内的经历遗忘。

(2)逆行性遗忘:指不能回忆紧接着疾病发生前一段时间的经历。根据遗忘时间的长短,可以推测疾病(尤其颅脑外伤)的严重程度及预后,逆行性遗忘的时间愈长,则疾病程度愈严重,预后愈不佳。

(3)界限性遗忘:又称阶段性遗忘,所遗忘的经历与强烈的精神创伤有关,见于癔症或应激相关障碍。

4.记忆错误

(1)回溯性错构:指对于一个真实事件的追忆中添加了错误的细节,如重度抑郁症患者在回顾往事时,常夸大自己的过失,并可进一步发展成罪恶妄想。具有妄想的精神病患者、精神分裂症与器质性脑病患者,都可出现这种错构现象。

(2)虚构:对实际上从未经历过的事,作虚幻的回忆,以填补自己被遗忘了的一段经历,常见于酒精中毒性精神障碍、颅脑外伤后等。在精神科临床中,常见具有妄想的精神病患者,通过幻想制造许多不存在的虚构性细节,从而使其妄想发展得更加"合乎情理"及系统化,称为妄想性虚构。

(3)病理性谎言:又称谎言癖。

第七节　智能障碍

　　智能主要是认识过程(感知、记忆、思维过程)方面所表现的心理特征,是智慧与能力的合称。在精神医学界,一般应用"智力"来替代智能。智力受先天因素与后天环境影响,应用心理学评估方法可以粗略地测量一个人的智力,用智商(IQ)来表示。一般认为,智商在低于 70 分为智力障碍,70~85 分为边缘智力,85 分以上为正常。超过 130 分的人不到 1%。

　　智能障碍可分为先天性的精神发育不全与后天性的继发性痴呆两大类。精神发育不全又称智能发育不全,事实上不仅是智能而且是各种心理功能的发育不全,所以称为精神发育不全更为恰当。在这类疾病中,随着年龄的成长,智能在一定限度之内,仍有所改善。根据智能发育情况,可以划分为重度、中度与轻度精神发育不全。

　　后天性痴呆是在智能一度获得充分发展之后,由于疾病的损害而造成退化的现象。原来会说话的现在不会说了,原来学得的许多知识技能,现在都丧失了,智能有显著下降,这叫做继发性痴呆。出生后早年的大脑疾病,一方面使大脑的继续发育受阻,另一方面原已获得部分发育的智能也有退化,此种情况一般仍列入继发性痴呆。

　　先天性精神发育不全无疑都有器质性的病因,许多是遗传染色体与代谢障碍所致。后天性痴呆一般系指器质性痴呆,智能出现了不可逆的损害,但除此以外,还有假性痴呆。

　　器质性痴呆根据严重程度可以划分为轻、中、重三度。

一、轻度器质性痴呆

　　智能损害甚轻,无临床可见的症状,仅通过智能检查的心理测验方法,才能发现在注意、记忆、抽象问题的理解和推理能力等方面,与患者本人以往情况对照,确有轻度的损害。患者自己或熟悉患者的亲友可能只觉得患者脑力比以前差一些,工作效率减退,稍有性格上的变化,动作缓慢,易忘,易激惹或对人冷淡等。

二、中度器质性痴呆

在家庭、职业与社会生活中都表现明显的病理征象。①注意力难于集中、记忆力差、定向障碍,进而说话、读、写、画、计数的能力都出现障碍;②理解、判断、推理的能力出现障碍,学习困难,可出现虚构与非系统性妄想;③情绪改变,可表现为心境欣快、焦虑或抑郁。

三、重度器质性痴呆

不能进行交谈,无法作智能检查测验,对周围不关心,行为紊乱,不清洁甚至大小便失禁,自语,唠叨,重复语言,记忆力很差,定向障碍,情感失禁,情感淡漠,有时出现兴奋状态。

四、假性痴呆

是一种功能性的、可逆的、暂时的类痴呆状态,是大脑功能普遍处于抑制状态的表现,见于催眠状态、木僵状态、反应状态与癔症分离性障碍之中,表现为记忆力、计算力、理解力、判断力与操作功能等各方面的智能障碍,严重程度则可相差甚远,以致不能做出最简单的定向,同时又保留很复杂的行为规范,不知简单加减算法,同时能下跳棋。其中最具特色的有:①童样痴呆:全部模拟幼儿行为。咿呀学语,吸吮手指,见人都叫叔叔、阿姨、进食、大小便要人照料;②刚塞尔(Ganser)综合征,以近似回答为核心症状,可伴有定向障碍,意识朦胧与幻觉。

第八节   定向障碍

定向力包括对时间、空间与周围人物的正确认识。在意识障碍时,几乎必然有定向障碍。这里并不是表现为对时间快慢、空间远近和物体形状、大小的感知综合障碍,而是对时间、空间和人物的误认和错误定位。

正常人的定向障碍在生活中出现次数不多,历时短暂。但有大脑器质性损害的患者(脑炎、脑膜炎后遗症、外伤性脑病、脑动脉硬化等),他们在旅途与新址中经常发生定向障碍,且历时较久,可达数十分钟以至数小时之久。

注意力减退或注意力涣散可引起定向障碍,精神分裂症由于内向性思维而与现实脱节,有时也出现定向障碍。记忆严重损害可以直接引起定向障碍。这是因为对现在时间的定向是以过去时间的记忆为指标的,对空间与人物的定向,也是以过去生活经历的记忆为指标的。思维中理解判断的障碍可影响定向力。老年痴呆与精神发育不全患者由于智能的障碍而影响定向力。妄想患者对周围环境的妄想性感知与理解,也出现错误定向。激情之下,亦可有暂时的定向障碍。

第九节　自知力障碍

自知力是精神疾病患者对自己精神状态的判定能力。自知力的评定仅限于能够认识自己有精神疾病,能够认识自己的心理和行为中哪些部分是异常的表现,不要求患者对病因有认识,更不要求有符合医师观点的认识。与神经学中由于大脑病变引起的疾病感缺失属于不同的概念。检查自知力时要打消患者顾虑,要注意到肯定或否定有精神疾病对患者是否造成精神压力,要注意观察患者在回答问题时是否对承认患精神疾病有顾虑等。精神病出现之初,病理症状违反以往生活经历的常识,患者往往知其为谬误,或半信半疑,因而保持部分自知力。随着病情的波动,中间也可有短暂的一段时间表现良好的自知力,但不久又丧失了。到疾病出现缓解时,多数的精神病中,自知力的恢复是完全的。但在精神分裂症中,往往症状先开始消失,而自知力并未恢复,徘徊于近愈水平。患者若不愿和盘托出全部异常表现,而回忆症状中有情感激动而不是嘲笑它的态度,拒绝回忆、讳言以往,或理论上对症状批判了,行动中仍有所表现,都是自知力恢复不充分的表现。

第十节　意志行为障碍

一、意志障碍

意志是人们由于某种需要或动机,自觉地确定目的,并支配行动,克服种种困难与阻力,以实现这个预定目的的心理过程。它是认识过程进一步发展的结果,同时又与情绪密切有关。

常见的意志障碍,主要有以下几种。

1.意志增强　主要指个体在某种超价观念或妄想支配下所表现的固执、顽强、长期不懈地坚持某些目标和行动。主要见于偏执型精神分裂症、偏执性精神病与偏执型人格障碍。例如:偏执型精神分裂症患者在"创造发明妄想"支配下,埋头书写关于"自动机"荒谬离奇的设计,坚持数月之久,到入院时,已积累十几大册,近百万字。另有一偏执性精神病患者,无根据地怀疑同事勾结当地行政部门若干领导干部对他进行迫害,连续上诉上告 20 多年。

2.意志减弱与意志缺乏　意志减弱指意志、行动缺乏主动性与进取心,可见于单纯型精神分裂症、器质性痴呆与抑郁症等。意志缺乏则比意志减弱要严重得多,表现无任何主动意志要求,对前途毫无理想与打算,也无进取心,更不愿学习任何知识与技术。生活散懒,并且不讲卫生,甚至长期不洗澡、不理发、不换衣服,浑身邋遢、污秽不堪,令人难以接近。遇事被动,需人督促。为人孤独自闭;不愿与他人来往与交际。主要见于慢性精神分裂症与器质性痴呆。

3.意志薄弱　指缺乏克服困难与纠正自己错误习惯或不良行为的决心与毅力,也缺乏这方面的信心。可见于药物依赖、性变态与衰弱型人格障碍等。

4.易暗示性　指缺乏主观意向,容易接受外来的影响或别人的暗示,随别人的暗示或指示而行动,同时对别人有较强的依赖性。主要见于文化程度较低的愚昧者或迷信思想较严重的人、催眠状态、意志薄弱者、癔症或癔症性人格障碍、精神发育迟滞,以及气功所致精神障碍患者。

5.犹豫不决　表现遇事缺乏果断,常反复考虑,不知如何才好;对模棱两可的事,更难以作出选择和决断。对此,患者有自知力并感到痛苦,主要见于强迫症。

6.意志矛盾　属于"矛盾症"的一种表现。表现:对同一事物出现两种相反的意向,如见到朋友时,一面想去握手,一面又把伸出的手马上缩回来,是精神分裂症的一种特征性症状。它与强迫症"犹豫不决"的主要区别点是:患者对此无自知力,并且漠然不以为然。

7.意向倒错　指一种荒谬与不合理的意向活动,如吞吃粪便、喝尿或痰盂水等。

二、动作和行为障碍

指患者的动作和行为异常,不合情理,或者荒谬离奇,令人难解,曾有"行为离奇"一词作为诊断精神分裂症的主要症状之一,后来由于该词含义较模糊,容易导致误解(如对少数民族的特殊行为模式不理解),因此现已不用。

动作和行为障碍又称精神运动性障碍,通常分类包括精神运动性兴奋(又分为协调性和非协调性)及精神运动性抑制(包括紧张症状群),其中有若干类型临床表现,由于在精神医学专著都有详细描述,不在此赘述。以下对部分问题进行重点讨论。

(一)木僵

1.木僵的症状鉴别 木僵与昏迷都表现为不言不语,对外界刺激缺乏反应,但木僵为动作和行为障碍,昏迷为意识障碍,两者本质不同,但现象表现有些类似,临床工作中常需进行鉴别。

2.木僵的病因鉴别 常见于下列疾病。

(1)紧张症性木僵:见于精神分裂症发病时意识清醒,木僵常较完全,伴有缄默、蜡样屈曲、违拗、被动服从、模仿言动等。

(2)抑郁性木僵:木僵不完全,木僵表现有逐渐加重趋势,如对患者提起与他切身相关之事,可引起表情变化。主要见于抑郁症。

(3)反应性或癔症性木僵:发生在受到强烈精神刺激之后,立即陷于木僵状态,但木僵程度往往不完全。见于急性应激性精神病及癔症。

(4)器质性木僵:极需进行鉴别,常有意识障碍,木僵程度不完全,大小便多失禁(而非潴留),也罕见口腔内有大量积液(即无违拗)。检查时可发现神经系统阳性体征。常见于脑炎、中毒、脑外伤等器质性疾病(尤其累及下丘脑、第四脑室周围部位时)。曾遇到一例脑室肿瘤患者,以发作性木僵为临床表现,发作时神经系统病理体征阳性。发作后不能回忆发作过程,病理体征也消失。后经影像学检查确诊为脑室肿瘤。

还有一种罕见的疾病,称为周期性紧张症,也以发作性木僵为临床表现,曾遇一例,采用电休克治疗及抗精神病药不能控制,后用甲状腺素治疗后未复发。据研究认为其病因与氮的代谢障碍有关,但其性质不明。

(二)几种特殊行为症状

1.自残与自杀 可见于正常人,精神病患者中以抑郁症、精神分裂症为常见,也见于器质性精神障碍。

自剜眼睛与自阉行为:是自残、自杀的特殊表现,主要见于精神分裂症。精神分析学称谓"伊迪帕斯征",由于潜意识"伊迪帕斯情综"引起的罪恶感,使患者出现了伊迪帕斯王最后自剜双目流浪出走的相似行为。

另外,精神分裂症患者还可出现自阉行为,精神分析学亦认为与伊迪帕斯情综的后期有关,在潜意识内由于"阉割情综"所致,从而使患者产生这种特殊自残行为。

有的患者还可以将这种残酷冲动向外投射到他人,因此造成残害他人眼睛或阉割他人生殖器的危害行为。有的患者则受到妄想或幻觉支配。

2.Munchhausen 综合征　又称"做作性障碍"。指患者由于一种变态心理,往往伪造或虚构病史及症状(如自伤性血尿),千方百计要求住院,甘愿接受痛苦的检查与外科手术(如剖腹检查),结果并未发现器质性病变。又称"手术癖"或"住院癖"。

3.异食癖　表现喜欢吞食墙土、石灰、草根、烂泥、朽木、虫子等,往往与肠道寄生虫病(如钩虫等),或体内缺铁、锌等元素有关。多见于营养不良、神经质以及精神发育迟滞的儿童。可给予驱虫剂、补充营养及铁、锌等元素,并辅助以心理治疗(行为纠正)等措施。

4.食欲倒错　指患者乱吃东西(包括不能吃的东西),吞食污秽脏物等,常由于病理性幻觉、妄想、思维障碍、智能缺陷等所致。主要见于精神分裂症、较重的精神发育迟滞、器质性痴呆等。但也有的并无精神病性症状及智能缺陷,而只有心理变态的"嗜秽癖"(包括"嗜粪癖"),对后者当以心理治疗为主,进行行为纠正。

5.灌肠癖　指患者喜欢灌肠并成为癮癖,不必要的每日灌肠而获得特殊快感。首先由日本学者报道:该患者因便秘使用灌肠后感到很舒服,以后灌肠次数增加,几乎每日 1 次。如果不灌肠就感到全身说不出的难过而焦虑不安。虽然已无便秘,也坚持天天如此,并向亲友、邻居等宣传灌肠的好处,能排尽体内毒素,大大有利于健康;还进一步组织与发展了一个"灌肠俱乐部"。对此,精神分析学者认为:嗜粪癖与灌肠癖都可能是退行与固着于肛欲期的表现。

6.啜嘴　患者嘴唇不自觉地向前噘,如猪嘴样。主要见于精神分裂症,偶尔亦见于器质性精神病。有的学者认为是一种原始反应,是退行到最原始心理状态的一种表现,在排除器质性精神病之后,可视为精神分裂症的一种特征性表现。

7.窥镜征　指患者经常不必要地照镜子,但说不出适当理由来,主要见于精神分裂症。精神分析学者认为这是退行到"自恋情综"的表现,因此称为"窥镜自恋"。有的则由于"变形妄想"所致,患者力图发现并证实自己业已变形的病态观念。是精神分裂症较常见的症状,也见于神经症及躯体变形障碍者。

8.自言自语　多数由于幻听所致。患者与幻听对话。有的患者对于幻听内容颇感兴趣时,可出现一种倾听姿态。常见于精神分裂症以及伴有幻听的其他精神病。但也应注意到自言自语也可出现于正常人,尤其是年老与孤独者,可用自言自语方式,以排遣心中的苦闷,不能误认为患了精神病。

9.模仿动物的行为　指患者学狗叫、猫叫或狼叫等,也可表现某种动物的特殊行为,如像青蛙样跳跃。主要见于青春型精神分裂症,有的则由"变兽妄想"所致。这些行为也可见于精神发育迟滞、器质性精神病等。

第十一节 其他精神疾病综合征

精神疾病的症状,有其产生的病理学基础和发生发展规律。有些症状并非单独孤立存在,而是几个症状互相联系,共同构成一组症状。几个症状组合成症状群称为综合征。由于这些综合征所包含的症状之间有着内在联系与规律性,这种关联与规律性,对疾病的诊断和鉴别诊断能提供帮助。因此,常见的综合征,就成为了精神疾病症状学需要讨论的一部分内容。常见的有以下几种。

一、幻觉综合征(又称幻觉症)

在意识清晰状态下,出现大量的内容丰富的言语性幻听,有时同时出现内容丰富、形象生动的视幻觉。单纯的幻觉,并不伴有妄想和其他症状,称幻觉综合征。见于慢性酒精中毒性精神障碍时,又称"酒精中毒性幻觉症",有的患者仅有大量听幻觉,由于幻觉内容丰富,声音逼真,故支配患者行为,例如一位慢性酒精中毒性幻觉症男性患者,他的幻听内容是"让他注意安全",于是患者睡觉时,枕下藏菜刀,后来,购买了铁板,打造成"胶囊式蜗居",终年住在里面以求安全。

精神分裂症慢性期的单调、持续存在的"残留性幻听"也常见。

二、幻觉妄想综合征

在幻觉基础上产生妄想,或在原发性妄想之后产生继发性幻觉的病例很常见,多见于精神分裂症。幻觉与妄想同时存在,互相影响又互相依存,两者密切结合,内容一致。如一位精神分裂症偏执型患者,他的幻听内容是:"某某人要加害于你,你要'小心着点'",同时存在被害妄想。他坚信某某人要害他的证据是他"亲耳听到"某某人告诉他的。幻觉妄想综合征也可见于脑器质性精神障碍及其他精神病。

三、精神自动症

精神自动症所涵盖的症状群包括知觉、思维、情感、意志等多种病理性精神症状,这是一个较复杂的综合征。临床特点是:患者在意识清晰状态下,出现大量假性幻觉、强制性思维、被控制体验、内心被揭露感及系统的被害妄想或影响妄想,这些症状相互联系又组合成一体。患者认为自己的精神活动脱离了自己的控制。

在以往观察的病例中,精神分裂症以精神自动症占主要临床症状内容者,提示症状顽固不易消除,预后较差。精神自动症也可见于感染中毒性精神障碍,伴随躯体疾病的好转,一系列症状可逐渐消除。

四、疑病综合征

对自身健康的过分关心,将自身微不足道的不适感过分夸大,导致终日焦虑不安称疑病综合征。疑病综合征可见于很多疾病,在不同的疾病中可表现出不同的特点:精神分裂症患者的疑病综合征,常先有疑病观念,逐渐加重,形成牢固的疑病妄想,内容多荒谬离奇;神经症性障碍患者多表现为对自己的轻微不适过分夸大,如担心自己的失眠会持久不愈,导致重病,担心自己的病会转成不治之症等等;情感性精神病的抑郁性障碍疑病综合征的特点是疑病观念与自罪观念、自罪妄想同时存在;疑病综合征也可见于应激性精神障碍、感染中毒性精神障碍及颅脑外伤伴发的精神障碍。

五、虚无妄想综合征

虚无妄想综合征的虚无妄想内容多种多样,有的患者认为自己的躯体、心脏、血液等都不存在了;也有的患者认为自己的家人、房子、财产都没有了。常见于情感性精神障碍的抑郁性障碍,也可见于精神分裂症和老年性精神病。比如,一位精神分裂症女患者,终日追着她的经治医师叙述她的心脏早已不存在了,要求找一位能放置人工心脏的医师为她植入一颗心脏。

六、遗忘综合征

由识记障碍、时间定向障碍、虚构症和顺行性(或逆行性)遗忘症状群所组成的一组症状称遗忘综合征,常见于慢性酒精中毒性精神障碍、颅脑损伤伴发的精神障碍及动脉硬化性精神障碍、老年性精神病等。该综合征最早由前苏联专家柯萨可夫发现、描述与命名,因此又称柯萨可夫综合征。

七、紧张综合征

全身肌张力增高和紧张性兴奋、紧张性木僵同时交替出现,称紧张综合征。常见于紧张型精神分裂症,也可见于应激性障碍的急性反应性精神障碍和症状性精神病。

临床工作中注意到:由于不合理用药,有时可引起一种发病急、伴有高热、病程进展迅猛的急性紧张症,患者处于极度的、持续的紧张、兴奋、躁动状态,四肢肌肉紧张,大汗淋漓,常在数日或1～2周内持续发作导致躯体衰竭死亡。

八、情感综合征

以情感高涨或以情感低下为主的躁狂症状群或抑郁症状群,称为情感综合征,是情感性精神障碍的躁狂症和抑郁症的诊断依据。抑郁状态也可见于更年期精神障碍。

九、强迫综合征

又称强迫状态。由强迫观念、强迫情绪和强迫动作共同组成,常见于强迫性障碍。

强迫综合征,有时见于精神分裂症,其症状特点是:结构复杂,内容杂乱而又荒谬离奇,患者情感平淡、缺少对强迫症状的痛苦体验及要求摆脱症状的积极性等有别于强迫性精神障碍。脑器质性精神障碍的强迫症状多具有强制性和不自主性。

十、类妄想性幻想综合征

不具有稳定性,又能被现实说服的妄想症状群称为类妄想性幻想综合征。在这一特殊的"妄想"症状群中,其"妄想"内容不脱离现实,富有想象性与夸大性。"妄想"内容常反映本人的思想愿望、期待及幻想。主要产生于被监禁的罪犯,因此,精神病学的奠基人之一——克雷丕林将此称为"囚徒妄想"。

十一、替身综合征

又称"冒充者综合征"。患者常认为自己的妻子、丈夫、父母不是原来真实的人，而是由别人冒充的。

第三章　器质性精神障碍

第一节　谵妄

　　谵妄又名急性脑病综合征,是一种病因非特异的综合征,其特征是急性发生的意识清晰程度降低、注意、知觉、思维、记忆、精神运动行为、情绪和睡眠觉醒周期发生改变的功能紊乱。可发生于任何年龄,但以老年患者尤其住院患者更为多见。谵妄状态通常病程短暂,严重程度有波动,多数患者在4周或更短的时间内恢复,但病程持续达6个月的持续性谵妄并不少见。谵妄往往起病迅速,病情明显波动,临床表现多种多样,严重程度可从轻微到极为严重差别很大。

　　越来越多的临床研究发现,谵妄可导致患者住院时间延长、原有认知功能障碍加重、丧失自我照顾能力而需要人员照顾或入住护理机构、患者死亡率增加,从而增加患者的医疗花费和社会负担。临床医生对谵妄知识的深入了解,有助于早期对可校正的危险因素进行干预、并在急性期给予更好的治疗,从而整体改善老年患者的预后。

　　谵妄在老年住院患者中非常常见,根据住院患者的特征不同、医院类型不同以及 使用的检测工具敏感性不同,不同研究方法所报道的谵妄发生率存在一定差别。据国外文献报道,老年患者在入院时谵妄的发生率为14%～24%,在综合医院住院过程中,综合医院患者人群的发生率为6%～56%。对于术后患者,谵妄的发生率为15%～53%,重症监护病房(ICU)为高达70%～87%,而终末期患者则可以高达84%。在已有的研究中,谵妄患者的死亡率为22%～76%,说明谵妄患者的死亡率很高。

【诊断标准】

1.诊断要点　现有的ICD-10标准对谵妄的诊断要点描述如下。

　　为明确诊断,应或轻或重地存在下列每一方面的症状。

　　(1)意识和注意损害(从混浊到昏迷;注意的指向、集中、持续和转移能力均降低)。

(2)认知功能的全面紊乱：知觉歪曲、错觉和幻觉——多为幻视；抽象思维和理解能力损害，可伴有短暂的妄想；但典型者往往伴有某种程度的言语不连贯；即刻回忆和近记忆受损，但远记忆相对完好，时间定向障碍，较严重患者还可出现地点和人物定向障碍。

(3)精神运动紊乱：活动减少或过多，并且不可预测地从一个极端转变成另一个极端；反应时间增加；语流加速或减慢；惊跳反应增强。

(4)睡眠-觉醒周期紊乱：失眠，严重者完全不眠，或睡眠-觉醒周期颠倒；昼间困倦；夜间症状加重；恶梦或梦魇，其内容可作为幻觉持续至觉醒后。

(5)情绪紊乱：如抑郁、焦虑或恐惧、易激惹、欣快、淡漠或惊奇困惑。

2.谵妄的易感因素和诱发因素　谵妄是一个多病因疾病，易感人群（具有一个易感因素）在诱发因素的作用下，通过复杂的交互作用而导致谵妄发生、发展。

谵妄的易感因素包括：

(1)人口学因素：年龄≥65岁，男性更为易感。

(2)认知功能状态：包括痴呆、认知功能障碍和抑郁症。

(3)患者的功能状态：包括功能不全、需要他人照顾，制动，活动少，跌倒史。

(4)感觉障碍：如视力障碍、听力障碍。

(5)经口摄入减少：从而导致脱水、营养缺乏。

(6)药物：使用多种精神活性药物、使用多种药物、酒精滥用。

(7)合并疾病：包括患有严重疾病、同时存在多种疾病、慢性肾脏或肝脏功能不全、脑卒中史、神经系统疾病、代谢紊乱、骨折或外伤、终末期疾病。

(8)免疫缺陷病毒感染。

谵妄的诱发因素包括药物、神经系统疾病、全身系统疾病、外科手术、环境因素和睡眠剥夺等。可诱发谵妄的药物包括镇静安眠药、麻醉药、抗胆碱能药物、使用多种药物治疗、酒精或成瘾性药物的戒断反应等。对于某些药物，如利多卡因，与谵妄、脑病的关系非常清楚，且有剂量-效应关系。而某些药物，如抗生素，只在患者已有易感因素的情况下，才会诱发谵妄。

【治疗原则】

1.谵妄的预防　预防谵妄是减少谵妄的发生及其并发症的最有效手段。目前的研究提示，通过多种途径减少谵妄的危险因素，能有效预防谵妄（表3-1）。

表 3-1　可干预的危险因素和干预措施

危险因素	干预措施
认知功能障碍	定向方案:使用名牌告知医务人员的姓名、每天的日程安排,与患者交流、为其提供周围环境的定向资料 治疗活动方案:所有患者每天干预一次;对于 MMSE<20 分的患者或定向力得分<8 分的患者,每日进行三次认知刺激活动(例如,讨论目前发生的事件,结构化地回忆或单词游戏)
视力障碍	视力方案:双眼近视力测试<20/70 的患者,每日强化使用视力辅助设施(如眼镜或放大镜)和适应性工具(如大号字体的电话键盘、大号字体的书籍、呼叫铃上使用荧光标签)
听力障碍	听力方案:在耳语试验中,12 个单词只能听清 6 个的患者,给予便携式助听设施、耵聍嵌塞取出术,日常加强交流
脱水	脱水方案:血中尿素氮与肌酐的比值大于≥18 的患者,需早期识别脱水、补充容量(即鼓励多喝水)
睡眠剥夺	非药物治疗方案:所有患者需要每日干预一次睡觉前的热饮料(牛奶或药茶)、放松音乐、后背按摩 睡眠促进方案:所有患者需降低病房噪音,调整作息时间(如调整用药和治疗、操作时间)
卧床少动	早期活动方案:每日三次离开床活动;如果患者慢性卧床、使用轮椅、制动(如骨折或深静脉血栓形成)或医嘱需要卧床休息,则进行全范围关节活动;尽可能不适用可导致制动的设施(尿管或躯体束缚)

2.谵妄的治疗　一旦谵妄发生,对于谵妄的治疗目标包括:发现可能的病因、针对病因进行治疗,提供支持、避免并发症,针对行为症状进行治疗。由于谵妄是临床急症,治疗的首要目标是立即发现谵妄的易感因素和诱发因素。支持性治疗包括保护患者气道、维持水电解质平衡、改变体位和活动以防止褥疮和深静脉血栓形成,避免使用躯体束缚,满足患者的日常照顾需求。每个谵妄患者均要进行非药物治疗,当患者的症状会危害本人或他人的安全,或导致必要的治疗(如机械通气、中心静脉插管)无法进行时,要考虑药物治疗。

(1)非药物治疗:非药物治疗是所有谵妄患者的一线治疗,包括为患者提供定向资料和行为干预。照料者需要给患者提供清晰的指令、与患者保持经常的眼神交流;对于有视力或听力障碍的患者,通过使用辅助设备最大限度地减少这些障碍对患者带来的影响。由于束缚会减少患者活动、加重激越、存在损伤的风险,并有可能延长谵妄的持续时间,因此应尽量避免使用。其他环境干预包括减少病房和医务人员的更换,为家属提供机会让他们陪伴在患者身边(包括晚上),为患者提供安静的环境,夜间提供低亮度的照明。减少夜间的噪音,使患者拥有一个不被打扰的睡眠,对于治疗谵妄非常重要。尽管验证上述认知、情绪和环境干预的临床试验不多,但目前已作为谵妄患者的常规治疗用于临床、未发现明显不良反应。

为了减少患者安眠药的使用,需要对患者的睡眠进行非药物干预,包括睡前热饮料、放松音乐和后背按摩。

(2)药物治疗:当患者出现激越、幻觉或危险的行为紊乱(如患者有危害自身或他人的行为、高度兴奋、中断必要治疗如拔管的危险)时,应考虑药物治疗。谵妄治疗使用的药物见表3-2。

表 3-2　谵妄治疗使用的药物

药物类型及名称	剂量	不良反应	评论
抗精神病药 　氟哌啶醇	0.5～1.0mg,2 次/d,口服,如果需要可以每 4h 追加一次剂量(达峰时间 4～6h) 0.5～1.0mg,肌内注射,必要时在 30～60min 后重复上述剂量(达峰时间 20～40min)	锥体外系不良反应,尤其日剂量>3mg/d 时;心电图 Q-T 间期延长;避免用于戒断综合征、肝功能不全、恶性综合征患者	是经常选用的药物效果已被随机对照临床试验所证避免静脉注射,因为药效持续的时间很短
非典型抗精神病药 　利培酮 　奥氮平 　喹硫平	0.5mg,2 次/d 2.5～5.0mg,1 次/d 25mg,2 次/d	锥体外系副反应与氟哌啶醇相当或稍弱 心电图 Q-T 间期延长	目前仅有小型、非对照的试验证实其有效性;对于患有痴呆的老人,可导致死亡率增加
苯二氮䓬类 　劳拉西泮	0.5～1.0mg 口服,如果需要每 4h 重复该剂量*	逆转性兴奋作用,呼吸抑制,过度镇静	二线用药 临床试验证实可延长或恶化谵妄的症状 用于镇静药或酒精戒断、帕金森病患者,以及恶性综合征患者
抗抑郁药 　曲唑酮	入睡时,25～150mg,口服	过度镇静	只在非对照试验中验证了其有效性

　*紧急情况时可考虑使用静脉用劳拉西泮

氟哌啶醇是治疗谵妄行为紊乱的一线药物。低剂量氟哌啶醇与非典型抗精神病药(奥氮平、利培酮)的疗效相当,且不良反应相当;但高剂量的氟哌啶醇会出现更多的副反应。非典型抗精神病药对谵妄的行为症状有效。

当患者的谵妄是酒精或镇静药物戒断所致,或患者有可能是路易体病时,苯二氮䓬类药物是一个良好选择。但对于其他类型的谵妄,苯二氮䓬类药物常可加重谵妄精神症状或导致过度镇静,因而不是谵妄治疗的一线治疗药物。当抗精神病药无效或导致不可接受的不良反应时,可考虑换用和联合使用苯二氮䓬类药物。短效药物,如劳拉西泮 0.5～1mg/2h 给药 1 次(24h 最大剂量为 3mg),必要时可使用 0.5～1mg 劳拉西泮肌内或静脉注射。

(3)为患者和家属提供的信息和支持:应为处于谵妄高风险的患者、罹患谵妄的患者或家属/照料者提供如下信息。

1)告知他们谵妄是常见的,且通常是暂时的。

2)描述谵妄时患者的感受。

3)鼓励高风险的患者及其家属(照料者),在患者的行为有任何突然的变化或波动时,将此告知其医疗团队。

第二节　痴呆

痴呆是一种获得性的、以逐渐进展的、通常不可逆的、总体认知功能缺损为特征的一类综合征。记忆障碍常为首发症状,逐渐进展出现其他认知功能受损,包括失语、失认、失用、执行功能损害和人格衰退。为了作出诊断,必须存在正常功能的显著受损,而且必须排除其他可能的诊断。

一、病因学

1.变性病所致痴呆如阿尔茨海默病、额颞叶性痴呆、路易体性痴呆、帕金森病性痴呆、亨廷顿病。

2.血管性疾病所致痴呆如缺血性血管病所致痴呆(多发梗死性痴呆、大面积梗死性痴呆、关键部位脑梗死性痴呆、皮质下动脉硬化性白质脑病)、出血性血管病所致痴呆(蛛网膜下隙出血所致痴呆、亚急性慢性硬膜下血肿所致痴呆)、淀粉样变性脑血管病。

3.颅脑外伤性痴呆。

4.感染相关性疾病所致痴呆如多发性硬化性痴呆、人类获得性免疫缺陷病毒病（HIV）性痴呆、特异或非特异性感染所致痴呆、神经苍白密螺旋体苍白亚种（梅毒）性痴呆、进行性多灶性白质脑病。

5.物质中毒所致痴呆如酒精中毒性痴呆、一氧化碳中毒性痴呆、重金属中毒性痴呆、有机溶剂中毒性痴呆、其他物质中毒所致痴呆。

6.颅脑肿瘤性痴呆。

7.代谢障碍性痴呆如甲状腺功能减退性痴呆、皮质醇增多症性痴呆、B族维生素缺乏性痴呆、叶酸缺乏性痴呆、烟酸缺乏性痴呆、脑缺氧性痴呆。

8.其他原因正常压力脑积水性痴呆、癫痫性痴呆、系统性疾病所致痴呆。

二、临床特点

本病以慢性和选择性的精神功能衰退为特征。多数在数月到数年的时间内潜隐起病。通常为进行性的，几乎不可逆。

1.认知功能减退记忆障碍常常为突出表现，首先出现近记忆受损，逐渐进展为远记忆损害。视空间障碍、抽象思维障碍、语言障碍、失认、失用也很常见。

2.格改变主动性不足、自私、对周围环境的兴趣减少、对人缺乏热情、缺乏羞耻感及伦理观念、行为不顾社会规范、本能活动亢进、脱抑制等行为异常。

3.精神和行为症状幻觉、妄想、错认、抑郁、类躁狂、激越、无目的漫游、徘徊、躯体和言语性攻击、喊叫、随地大小便及睡眠障碍。

4.生活能力下降，社会功能衰退日常生活能力明显下降，逐渐需要他人照顾，对他人的依赖性不断增强。严重者个人生活完全不能自理。

5.其他躯体和神经系统症状和体征。

三、鉴别诊断

1.与谵妄的鉴别   谵妄主要表现为意识清晰度下降、睡眠节律紊乱、注意力不集中、定向障碍、自知力受损害，常因错觉、幻觉而表现出惊慌、害怕或兴奋躁动。多急性起病，病情昼轻夜重，具有波动性。病程持续数小时到数天不等，少数持续1个月以上。而痴呆主要表现为认知功能的进行性衰退，早期无意识障碍，有助于鉴别。

2.抑郁症的鉴别   抑郁症患者记忆力减退前有情感障碍史，症状可表现为晨重暮轻的波动性,有自知力;无失语、失用、失认等症状。通过鼓励或提示后记忆测验的成绩可以提高,经有效地抗抑郁治疗后,记忆障碍也同时好转。

3.精神病性障碍 具有相应的幻觉、妄想、思维逻辑障碍等,但不存在记忆障碍、失语、失用、失认等症状。

四、治疗原则

1.促进认知功能的治疗 目前认为胆碱酯酶抑制药(加兰他敏、多奈哌齐、卡巴拉汀)和 NMDA 受体拮抗药(美金刚)对痴呆具有一定的疗效。

2.精神行为症状的治疗 对于幻觉、妄想选用抗精神病药物,优先考虑毒副作用少的新型抗精神病药物。抑郁和焦虑状态可选用 SSRIs 类等毒副作用少的抗抑郁药;失眠患者可选用催眠药物。

3.治疗伴发的躯体疾病。

4.非药物干预

(1)心理支持对患者和照料者同时进行。

(2)功能管理最大限度地鼓励患者增加活动量;鼓励独立进行生活自理、如厕和进食;通过沟通加以协助。

(3)社会管理包括其膳宿、社交活动、理财事务、法律事务(代理能力、立遗嘱以及监护权)等。

第三节 阿尔茨海默病

阿尔茨海默病(AD)为老年人最常见(70%)的痴呆原因。属于一组原因未明的原发性脑变性病变,起病缓慢隐匿,以逐渐加重的痴呆为主要临床症状,病情发展虽可停顿一时,但不可逆转。病理改变主要为皮层弥漫性脑萎缩,神经元大量减少,并可见老年斑、神经元纤维缠结、颗粒性空泡小体等病变,胆碱乙酰化酶及乙酰胆碱含量减少。病理检查对明确诊断和排除其他精神障碍有重要意义。

Alois Alzheimer 最早于 1906 年首次报道 1 例 51 岁的女性患者,并在 1911 年再次记载了 4 个病例。Kraepelin 根据报道,称这类病为 Alzheimer's 病。

目前,老年人口随着预期寿命延长,其人口比例增加,痴呆患者亦相应增多,痴呆患者对社会家庭都会带来负担,已成为公共卫生的重大问题。因此,老年精神卫生服务是迫切需要加强的问题。

一、流行病学

近二三十年来,阿尔茨海默病的流行病学受到重视,国内外对此有不少调查研究,但由于方法上、诊断用语、痴呆程度及调查人群年龄限度不同,所报道的患病率有所差异。重度痴呆患病率为 0.6%~6.2%,中度痴呆为 1.2%~9.7%,轻度痴呆为 1.5%~21.9%。

本病的患病率与年龄关系明显,随着年龄增长,患病率也增加。65 岁人群中患病率为 2%~5%,80 岁及以上人群中,患病率上升至 15%~20%。有人根据 1945~1985 年 40 年来有关痴呆患病率资料分析后,提出虽然方法学上有不同,影响到患病率的差异,但患病率与年龄的关系各个研究是一致的,大约每增加 5.1 岁,患病率增加 1 倍。

患病率还存在性别差别。欧美的资料提示女性多于男性,北京的资料显示女性患病率为 0.25%,男性为 0.13%。日本资料显示老年性痴呆患病率男女之比为 1：3。

2001 年中国 6 个城市对 55 岁及以上的 42890 名老人进行的流行学调查。北方地区 65 岁及以上居民痴呆患病率为 6.9%,其中 AD 为 4.2%,血管性痴呆(VD)为 1.9%;南方地区 65 岁及以上居民痴呆患病率为 3.9%,其中 AD 为 2.8%,VD 为 0.9%。无论北方或南方,无论城市或农村,AD 的患病率均高于 VD。

二、神经病理学与神经生化学

1.大脑皮质萎缩   大脑皮质各区出现萎缩,以前额叶、颞叶及顶叶受累最多,特别是海马结构,主要是大脑质量减轻。

2.神经元改变   神经元数量减少或丧失,皮质神经元脂褐质聚集,星形细胞增生。随着神经元丧失伴有大量的神经原纤维缠结(NFT)、老年斑(SP)或神经炎性斑(NP),这是 AD 的特征性病理改变。这些病理改变多见于萎缩皮质,以颞顶区最明显。

3.突触变性和消失   阿尔茨海默病中,突触变性出现较早,但只有在弥散性 SP 形成后,突触变性才变得明显,前突触终端密度减低最高可达 45%,而突触脱失可能与患者认知障碍有关。

4.神经元存在颗粒性空泡变性   该变化是由胞质内成簇的空泡组成,内含 0.5

～1.5pm 大的颗粒,见于海马的锥体细胞。在正常老年人的海马也可以看到颗粒空泡变性,但程度很轻。

5.胆碱能功能记忆和认知功能与胆碱能系统有关　AD患者胆碱能系统受损部位主要在海马、杏仁核、蓝斑和中缝核。

三、病因及危险因素

阿尔茨海默病的病因至今未明。因此对疾病的危险因素研究及控制十分重要。近二三十年来,流行病学、临床及基础实验室研究对危险因素提出了不少假说。

1.遗传学　家系研究显示 AD 与一级和二级亲属的痴呆家族史有关。分子遗传学技术的发展为 AD 的病因学研究提供了广阔的前景。目前已知的与 AD 有关的遗传学位点至少有 4 个:早发型 AD 基因分别位于 21 号染色体、14 号染色体和 1 号染色体;相应的可能致病基因为 APP、S182 和 STM-2 基因。迟发型 AD 基因位于 19 号染色体,可能的致病基因为载脂蛋白 E(ApoE)基因。3 个常见的 ApoE 等位基因是 E-2、E-3 和 E-4。其中以 E-3 最常见。研究发现 ApoE-4 增加了阿尔茨海默病发病的危险性,并与发病年龄提前有一定关系。

2.社会心理因素　患者病前性格孤僻,兴趣狭窄,重大不良生活事件与 AD 的发病相关。有研究发现晚发 AD 的相关危险因素是营养不良、噪声;早发 AD 相关的危险因素是精神崩溃和躯体活动过少。

四、临床表现

AD 起病潜隐,病情发展缓慢,无明确的起病期,病程呈进行性发展。发病多在 65 岁以后,少数患者发生在中年或更年期,这类早发的病例病程较晚发的进展为快。国外的资料显示男性平均发病年龄为 73 岁,女性 75 岁。

由于病情发展缓慢,疾病早期出现记忆障碍,容易误认为是老年人的健忘而不求医,只有当躯体病或突发精神症状才去就医。本病的主要的症状如下:

1.记忆障碍　AD 的早期突出症状或核心症状。其特点是近事遗忘先出现,记不住新近发生的事,对原有工作不能胜任。主要累及短时记忆、记忆保存和学习新知识困难。不能完成新的任务,表现为忘性大、好忘事、丢三落四,严重时刚说的话或做过的事情转眼就忘记。记不住熟人的姓名、电话号码、反复说同样的话或问同样的问题。东西常放错或丢失,需要别人提醒或自备"备忘录"。随着病情的进展,出现远记忆障碍,记不清自己经历,记不清亲人的姓名及成员间关系和称呼,出门迷路,不知方向而走失,定向力障碍日益明显。随着记忆障碍加重,可出现虚构症状。早期有的患者对于自己的目前状况有一定的自知之明,知道自己记性不如以前。有的力图掩饰或试图弥补自己的记忆缺陷,有的则持否定态度或归咎于他人。

2.视空间和定向障碍　AD的早期症状之一。如常在熟悉的环境或家中迷失方向,找不到厕所在哪里,走错卧室、外出找不到回家的路。画图测试不能精确临摹简单的立体图。时间定向差,不知道今天是何年、何月、何日,甚至深更半夜起床要上街购物。

3.言语障碍　患者的言语障碍呈现特定模式,首先出现语义学障碍,表现为找词困难、用词不当或张冠李戴。讲话絮叨,病理性赘述。可以出现阅读和书写困难,进而出现命名困难(能认识物体或能正确使用,但不能确切命名)。最初仅限于少数物品,以后扩展到普通常见的物体命名。言语障碍进一步发展为语法错误、错用词类、语句颠倒,最终音素也受到破坏而胡乱发音、不知所云,或缄默不语。

4.失认和失用　失认是指感觉功能正常,但不能认识或鉴别物体,如不能识别物体、地点和面容(不认识镜中自己像)。失用是指理解和运动功能正常,但不能执行运动,表现为不能正确完成系列动作,如先装好烟斗再打火;不能按照指令执行可以自发完成的动作,如不会穿衣,把裤子套在头上,不会系鞋带,系裤带,用嘴嚼筷子;原是裁缝而不会裁剪衣服,不会用剪子等。

5.智力障碍　全面地智力减退,包括理解、推理、判断、抽象、概括和计算等认知功能。表现为思维迟钝缓慢,不能进行抽象逻辑思维,不能区分事物的异同,不能进行分析归纳,思维缺乏逻辑性等。

6.人格改变　额叶、颞叶受累的患者常有明显的人格改变,或是既往人格特点的发展,或向另一极端偏离。患者变得孤僻,不主动交往,自私,行为、身份与原来的素质与修养不相符合,如与孩子争吃东西,把烟灰抖在别人头发里,把印章盖在别人脸上,在门前大小便,不知羞耻。常收集破烂,包裹数层加以收藏。情绪变得容易波动,易激惹,有时欣快,无故打骂人,与病前判若两人。

7.进食、睡眠和行为障碍　患者常食欲减退,约半数患者出现正常睡眠节律的紊乱或颠倒,白天卧床,晚上则到处活动,干扰他人。动作刻板重复、愚蠢笨拙,或回避交往,表现得退缩、古怪、纠缠他人。

8.错认和幻觉　可出现错认,把照片或镜子中的人错认为真人而与之对话;少数患者出现听幻觉,并与之对话。有的患者出现幻视,多出现在傍晚,应警惕幻视可能是与痴呆重叠的谵妄的症状表现。

9.妄想　多为非系统的偷窃、被害、贫穷和嫉妒内容。也可以出现持续的系统性妄想，认为居室不是自己的家，家人策划抛弃他（她），往往会造成家庭和护理困难。

10.情绪障碍　情感淡漠是早期常见的症状，部分患者可出现短暂的抑郁心境，还可出现欣快、焦虑和易激惹。

11.灾难反应　患者主观意识到自己智力缺损，却极力否认，在应激的状况下产生继发性的激越，如掩饰记忆力减退，患者用改变话题、开玩笑等方式转移对方注意力。一旦被识破或对患者的生活模式加以干预，如强迫患者如厕或更衣，患者就不能忍受而诱发"灾难"性反应，即突然而强烈的言语或人身攻击发作。该反应的中止和发作往往都很突然。

12.神经系统症状　多见于晚期患者，如下颌反射、强握反射、口面部不自主动作，如吸吮、噘嘴等。晚期患者可见吞咽困难、厌食及明显体重下降。

五、病程和预后

1.病程　本病为慢性进行性病程，总病程一般为 2～12 年，大致可以分为 3 期：

第一期（早期）：以近记忆障碍、学习新知识有困难、判断力下降、视空间和时间定向障碍、情感障碍、多疑、缺乏主动性为主要表现，患者生活自理或部分自理。一般持续 1～3 年。

第二期（中期）：病情继续发展，远近记忆力均出现明显障碍，智能和人格改变日益明显，皮质高级功能受损，如失语、失用、失认，也可出现幻觉和妄想。神经系统可有肌张力增高等锥体外系症状，患者生活部分自理或完全自理。

第三期（晚期）：呈明显痴呆状态，生活完全不能自理。有明显的肌强直、震颤和强握、摸索和吸吮反射、大小便失禁，可出现癫痫样发作。多因感染、恶病质而死亡，总的病程 5～10 年。

2.预后　总体预后不良，部分患者病程进展较快，最终常因营养不良、肺炎等并发症或衰竭而死亡。

六、心理学检查

此项检查是诊断有无痴呆及痴呆严重程度的重要方法。我国已经引进和修订了许多国际通用的简捷快速的筛查工具,具有良好的诊断效度,敏感性与特异性均较好。

1.简易智力状况检查(MMSE)　由 Folstein 于 1975 年编制,国际标准 24 分为分界值,18～24 分为轻度痴呆;16～17 分为中度痴呆;≤15 分为重度痴呆。我国因为教育程度不同,分界值有所不同:文盲为 17 分,小学(受教育年限≤6 年)为 20分,中学及以上为 24 分。

2.长谷川痴呆量表(HDS)　共 11 个项目,包括定向力(2 项)、记忆力(4 项)、常识(2 项)、计算(1 项)、命名回忆(2 项)。我国按照受教育程度划分正常值:文盲≤16 分,小学<20 分,中学及以上<24 分。

3.日常生活能力量表(ADL)　1969 年由 Lawton 和 Brody 制订,主要用于评定受试者日常的生活能力。我国的常规总分为 18.5±5.5。

七、诊断和鉴别诊断

(一)诊断

由于 AD 的病因未明,临床诊断仍以病史和症状为主。首先是要符合痴呆的标准,可通过简易精神状况检查(MMSE)或长谷川智力测定量表快速检查,以助检测是否存在痴呆。确诊的金标准是病理诊断(包括活检和尸检)。

诊断可根据以下几点:①老年期或老年前期发生进行性的认知障碍;②以记忆尤其是近记忆障碍、学习新知识能力下降为首发症状,继而出现智力减退、定向障碍和人格改变;③体和神经系统检查未发现肿瘤、外伤和脑血管病的证据;④血液、脑脊液、EEG 及脑影像学检查未发现特殊的病因;⑤无物质依赖或其他精神障碍史。

阿尔茨海默病是一种病因未明的原发性退行性大脑疾病,具有特征性神经病理和神经化学改变,它常常潜隐起病,在几年的时间内缓慢而稳固地发展,这段时间可短至 2～3 年,但偶尔也可持续相当长的时间。起病可在成年中期或更早(老年前期起病的阿尔茨海默病),但老年期的发病率更高(老年期起病的阿尔茨海默病)。在 65～70 岁之前起病的病例往往有类似痴呆的家族史、疾病的进展较快和明显颞叶和顶叶损害的特征,包括失语和失用。起病较晚病例的疾病进展较慢,以较广泛的高级皮质功能损害为特征。Down综合征患者极易患阿尔茨海默病。

脑中有特征性变化:神经元的数量显著减少(尤其在海马、无名质、蓝斑、颞顶叶和前额叶);神经元纤维缠结造成的成对螺旋丝;(嗜银性)神经炎斑(其成分大多为淀粉,进展显著,尽管也存在不含淀粉的斑块)以及颗粒空泡体。人们还发现了神经化学改变,包括乙酰胆碱及其他神经递质和调质的胆碱乙酰基转移酶明显减少。

临床类型按ICD-10分为:①阿尔茨海默病老年期痴呆(Ⅰ型),此型起病在65岁以后,常在70岁左右起病,病情缓慢加重。②阿尔茨海默病老年前期痴呆(Ⅱ型),起病在65岁以前,病情发展与衰退较快,具有多种皮质高级功能的明显障碍。家族史阳性可作为佐证,但并非诊断的必要条件。③阿尔茨海默病,非典型或混合型。

按起病年龄及疾病特点可分为以下四型。

1.早发性阿尔茨海默病性痴呆　起病年龄在65岁以前,病情恶化较快,伴有明显的多种高级皮层功能障碍,常早期出现失语、失写、失读和失用等症状。阿尔茨海默病家族史有助于诊断,但不是诊断的必要条件。

2.晚发性阿尔茨海默病性痴呆　起病年龄为65岁或65岁以后,往往在75岁以上或更晚,进展缓慢,通常记忆损害为其主要特点。

3.非典型或混合型阿尔茨海默病性痴呆　既不符合早发性阿尔茨海默病性痴呆也不符合晚发性阿尔茨海默病性痴呆的描述和诊断要点。混合性阿尔茨海默病性痴呆和血管性痴呆也包括在此。

4.未特定阿尔茨海默病性痴呆。

(二)鉴别诊断

1.老年人良性健忘症　又称为年龄相关的记忆障碍,是一种正常的或生理性的非进行性的大脑衰老表现。记忆减退主要是记忆再现过程困难,不能自如地从记忆库中提取已经储存的信息,如记不住人名、地点等,但经过提醒可以回忆起来,人格保持完整,日常生活及社会功能亦完整无损,行为正常,自知力好。而AD的记忆障碍主要是识记、存储困难,即学习新知识困难,不能储存和保存记忆。

2.抑郁性假性痴呆　患者先出现抑郁症状,经过一段时间后才出现精神衰退,有明显的起病时间,病前可找到诱发性精神因素或生活事件,患者常关注其智能障碍,强调其认知功能缺陷,情绪忧郁或焦虑不安,经过抗抑郁治疗,情绪好转,智力障碍亦好转及恢复。

3.谵妄　又称为急性脑病综合征,因通常可在痴呆的基础上发生,慢性谵妄又可加重或演变成痴呆,因此,两者鉴别十分困难,谵妄的主要特点是:突然起病,持续时间短,表现有注意力不集中,思维不连贯,昼轻夜重的特点,如白天瞌睡,夜间症状加重,躁动不安等。可由躯体疾病引起,脑电图异常可作为辅助诊断依据。

4.各种已知原因的痴呆　指脑部疾患或全身性疾病所致的痴呆,如脑血管性痴呆、大脑占位性病变、正常压力脑积水、神经性梅毒、甲状腺功能低下、维生素 B_{12} 缺乏等,可通过病史、实验室检查及放射学检查可予鉴别。其中常见的是脑血管性痴呆,其鉴别点有卒中史,痴呆发生在卒中之后,认知功能损害不平衡,起病突然,病程呈阶梯式发展,人格相对保持完整,局灶神经系统体征明显,CT 检查有梗死灶或出血灶。

血管性痴呆(VD)与阿尔茨海默病(AD)的鉴别如表 3-3 所示。

表 3-3　VD 与 AD 的鉴别

项目	VD	AD
起病	较急,常有高血压	潜隐
病程	波动或阶梯性恶化	进行性缓慢进展
早期症状	神经衰弱综合征	近记忆障碍
精神症状	以记忆障碍为主的局限性痴呆	全面痴呆
	判断力、自知力较好	判断力、自知力丧失
	人格改变不明显	有人格改变
	情感脆弱	淡漠或欣快
神经系统	局限性症状和体征,如病理反射、偏瘫	早期多无限局性体征
CT	多发性梗死、腔隙和软化灶	弥漫性脑皮质萎缩
Hachinsk 评分	＞7 分	＜4 分

八、治疗与预防

(一)治疗

1.治疗原则

(1)目前大部分本病患者无法根治,但治疗能延缓病情进展,使精神障碍获得改善,减轻心理社会性不良后果以及减少伴发疾病的患病率及病死率。

(2)提倡早期发现、早期治疗。应用恰当的药物、心理治疗、心理社会康复等。

（3）由于该病的慢性进行性病程，因此要采用长期的全程综合性治疗和护理。

（4）努力取得患者及其家属的配合，增强执行治疗计划的依从性。

（5）精神科医生除直接治疗患者外，还常作为合作伙伴或指导者，以团队工作方式与其他人员共同努力，最大限度地改善患者的社会功能和生活质量。

由于本病病因未明，针对病因治疗很难，一般采取以下措施：

（1）一般治疗：注意饮食、营养（高蛋白、各种维生素）、水电解质平衡，防止缺氧、脑水肿的发生；鼓励患者适当活动和锻炼，预防感染，尤其是肺和尿道感染；预防便秘、尿潴留，卧床患者还需防褥疮。

（2）促智药或改善认知功能的药物治疗：目的在于改善认知功能，延缓疾病的进展。

2.对症治疗主要针对痴呆伴发的各种精神症状

（1）抗焦虑药物如有焦虑、激越、失眠症状，可考虑应用短效苯二氮䓬类药，以劳拉西泮、奥沙西泮、阿普唑仑最常用，其他可选择丁螺环酮等药。剂量应小且不宜长期应用。应注意过度镇静、嗜睡、言语不清、共济失调和步态不稳等毒副作用。有时候会出现矛盾反应，加剧焦虑和激越。并要注意识别导致或加剧患者焦虑和失眠的因素，如感染、尿潴留等，应详细检查患者的躯体状况，并及时处理。

（2）抗抑郁药有 20%～50% 的 AD 患者可出现抑郁症状。首先要予以心理社会支持，改善其生活环境，必要时应用抗抑郁药。三环类抗抑郁药会导致直立性低血压、谵妄、口干、便秘，加剧青光眼和排尿困难，因此一般不选用。可选择毒副作用少的五羟色胺再摄取抑制药（氟伏沙明、喜普妙、舍曲林、帕罗西汀、氟西汀）和其他新型抗抑郁药，如文拉法辛、米氮平等。

（3）抗精神病药有助于控制患者的行为紊乱、激越、攻击性和幻觉妄想等。考虑选用毒副作用小的新型抗精神病药，如利培酮、奥氮平、喹硫平等，一般用量较小。传统抗精神病药物如氯丙嗪易引起直立性低血压和抗胆碱能等不良反应，氟哌啶醇易引起锥体外系反应，不建议采用。

（二）预防

一级预防因病因不明不能开展，应注意宣传；早期发现疾病，早期治疗等为二级预防措施；三级预防是尽量与家属配合，做好患者的护理及生活技能的康复训练。

第四节　脑血管性痴呆

一、概述

血管性痴呆(VaD),是指由于脑血管病变引起的痴呆,是除 AD 以外最常见的痴呆类型,约占痴呆的 25%。多数的流行病学资料报道 AD 的患病率是 VaD 的 1.5～2 倍,VaD 男性高于女性。55 岁以上人群中 VaD 的患病率为 1.6%～3.6%。精神科曾沿用"动脉硬化精神病"这个古老的概念,20 世纪 70 年代中期使用的多发梗死性痴呆(MID),目前认为这些概念所描述的仅仅是 VaD 的个别类型。依据损害的部位、性质不同 VaD 的临床表现各异。曾使用 VaD 是"由于缺血性或出血性脑血管疾病及缺血-低氧性脑损伤所致,并以智能损害为特征的一种复合性障碍"这个定义,比较简明实用。VaD 的发病率和患病率与卒中相平行,随年龄增加,VaD 的患病率明显增高,近年来 VaD 发病率有上升趋势。高血压、糖尿病、动脉粥样硬化、高胆固醇血症、心律失常和吸烟等脑血管病危险因素以及引起的脑灌注不足的心、脑血管疾病是 VaD 的危险因素。

和 MCI 与 AD 的关系相似,对 VaD 的认识也不仅仅局限在痴呆期,Hachinski & Bowler(1993 年)曾建议将 VaD 改为血管性认知损害(VCI),概括了由缺血性脑血管疾病所致的全部类型和各种程度的认知受损,即从早期认知损害直至痴呆阶段。Martinez-Lage & Hachinski(2001 年)试图将 VCI 取代 VaD 的概念并引发讨论。但对这个概念也有不同的认识,目前临床医生可能更易接受将由脑血管病所引起的认知损害尚未达痴呆阶段作为 VCI,如果达到痴呆的诊断标准那就诊断 VaD,以避免纠缠概念。

基于 VaD 复杂的病因和临床表现,如果将其作为一组综合征更为合适,它反映了①血管性病因(脑血管疾病与血管性危险因素);②脑内改变(梗塞、白质损害、萎缩);③主体因素(年龄、教育);④认知功能之间的复杂相互作用。

二、病因和发病机制

VaD 的病因是各种脑血管病变引起的脑组织血液供应障碍,导致神经细胞的坏死,其中以缺血性脑损害表现为多见。包括:多发性梗死、关键部位(如丘脑、海马、角回和额叶底面等与认知功能关系密切的部位)梗死、分水岭区梗死、腔隙状态、脑的低灌注、脑出血、蛛网膜下隙出血和淀粉样血管病变等。

(一)依据脑血管病的性质分型

1.脑血栓形成　包括动脉粥样硬化性,血管炎性等原因引起的动脉管腔狭窄或血栓形成,导致脑的动脉血流中断引起血供区的梗塞和组织坏死、神经功能丧失,是最常见的卒中类型。

2.栓塞　由循环系统内部(如心脏、动脉粥样硬化斑块脱落),全身其他部位的非血液成分(如空气、脂肪和羊水)进入脑血管引起阻塞。栓塞约占所有卒中的1/3。

3.腔隙灶　小的卒中常无明显临床症状,由于弥漫性脑内小动脉硬化引起的颅内小梗死灶,和弥漫性脑组织缺氧、缺血所产生的白质脑病。约占卒中的1/5。

4.出血性　由于脑实质出血引起的神经损害,主要原因是高血压伴脑内小动脉病变,当血压骤升造成血管破裂出血,其他的原因还有脑血管畸形破裂、淀粉样血管病、出血性疾病以及抗凝药治疗的并发症等原因。

(二)依据脑血管病变的部位及受累血管的直径大小分型

皮质性损害和皮质下损害;大血管病变和小血管病变(动脉血管直径<1mm)。

1.大血管病变　主要包括动脉粥样硬化斑块形成,斑块直接堵塞血流或血栓形成引起的血管闭塞,或者心血管系统或其他部位的栓子脱落引起栓塞,表现为血管支配区的缺血性改变或继发的出血性病变,由此损害认知功能。

2.小血管病变　Binswanger病可能是高血压所致的小动脉硬化,并引起脑白质灌注减少,从而形成脑室旁的缺血性损害,故也称为皮质下动脉硬化性脑病。病理上可见脑部动脉和小动脉硬化,深部白质内有小的坏死灶伴弥漫性脱髓鞘改变,丘脑和基底节也有小的梗死灶。

目前影像学的研究发现老年人脑血管病损十分常见,但是否导致痴呆及其严重程度一般取决于:①病灶的部位和性质,如优势半球损害易出现痴呆,皮质和皮质下损害痴呆表现不同,关键部位的小梗死可能导致明显痴呆。②损害的数量和容积,如一个大的病灶或几个较小病灶的容积超过 $50\sim100mm^3$ 易出现痴呆。③脑血管性疾病是否伴发 AD 或其他变性病损。

三、临床表现

VaD 患者除具有痴呆的基本表现以外,多见相应脑血管病变的表现和脑血管病的危险因素。根据血管性病变的类型、部位和病程等不同其临床表现差异较大，起病缓急不一。典型多发性梗死性痴呆病例具有波动性、有阶梯样恶化的临床特点；Binswanger病可以表现为与AD类似的缓慢进展的病程，临床上多数患者缺乏急性卒中事件；关键部位梗死性痴呆的临床表现取决于梗死部位。

尽管引起痴呆的病因不同而呈现多种脑功能受损的临床表现，且在不同时期症状特点相异，但仍有以下特点：早期VaD患者常有头晕、头痛、失眠、乏力和耳鸣等躯体不适等非特异性症状，患者注意力不集中、易激惹、情感脆弱，抑郁症状多见，部分患者在起病之初表现类似神经症，此时认知功能受损较轻微，易被上述症状掩盖。轻度VaD患者的认知功能损害为"局灶性"，通常记忆和语言功能损害轻于AD患者，执行功能损害可以比较突出，此时生活功能保持尚可。随着病情的加重认知功能损害加剧，局灶性特点也不再明显，情绪不稳更为突出，抑郁多见，易激惹明显，部分患者可表现明显的BPSD。

（一）痴呆综合征

本症与AD的临床表现相似，患者表现为认知障碍、生活功能损害和精神行为症状等。依据脑血管病损的部位，认知功能损害也有其特点。

1.皮质性VaD　皮质性损害的症状表现取决于血管性病损在优势或者非优势半球，以及损害额叶、颞叶、顶叶或枕叶等特定部位，可见记忆、言语、失用、失认和执行功能障碍等，症状表现与AD相似。

2.皮质下性VaD　可能损害广泛的皮质下区域，包括基底节、丘脑等部位，基底节损害表现运动障碍，丘脑与运动和感觉神经的传导有关。额叶皮质下环路与运动、认知速度、情感、动机等神经精神活动密切相关，正因为如此，皮质下损害同时表现出额叶受损的症状。典型的皮质下损害的认知症状包括：执行功能障碍，记忆障碍尤其是记忆的再认受损明显，注意力受损、思维迟缓突出。额叶皮质下受损明显的患者，还可以表现出明显的人格、情感方面的异常。

（二）神经症状和体征

多数患者可有神经系统表现，如偏瘫、偏身感觉障碍、共济失调及阳性锥体束征等表现。或者帕金森病如强直、运动不能和步态不稳等体征，有一定的定位和鉴别诊断价值。

（三）辅助检查

1.影像学表现　VaD的影像学改变包括脑血管病变和相关的脑萎缩，与认知功能相关的脑血管病变主要分大血管和小血管损害，大血管病变主要是累及优势半球或双侧半球的大血管，如大脑前动脉供血的额叶，大脑后动脉供血的丘脑、颞内侧叶下部,大脑中动脉支配区的颞顶部、颞枕部和(或)角回,分水岭区域的双侧前(额颞部)、后(颞顶枕部)和(或)深部。小血管病变主要包括腔隙状态、双侧丘脑的小梗死灶。影像学上,Binswanger 病在 CT 和 MRI 表现为脑室周围白质、中央半卵圆区、有时向外涉及外囊、广泛的 CT 低密度、T_1W 低信号和 T_2W 高信号病灶。CT 和 MRI 尤其是 MRI 对 VaD 诊断很有帮助,在目前使用的 VaD 的诊断标准中,如 DSM-Ⅳ、NINCDS-AIREN 等,脑影像学证据都是诊断 VaD 的必备条件。

2.其他 有报道 APOE4 基因型也是 VaD 的危险因素,其他如高半胱氨酸血症对诊断有参考价值。目前除影像学之外,尚无可靠的生物学标志物检测指标。

四、诊断与鉴别诊断

(一)诊断

首先应确诊痴呆,通过病史、临床检查或者影像学检查证实有脑血管病的存在,脑血管病变与痴呆必须有相关性,能排除其他原因所致的痴呆,目前常用的诊断标准有 DSM-Ⅳ 和美国神经疾病和卒中研究所-国际神经科学研究学会(NINDS-AIREN)的诊断标准。

临床要点:早期诊断意义,VaD 的早期正确诊断特别重要,这是因为认知功能受损的某些血管性因素可能加以预防.也由于部分患者在适当治疗下可能有所改善;故 VaD 在这些方面与 AD 还略有不同,值得重视。

(二)鉴别诊断

VaD 与 AD 是常见的痴呆类型,临床表现有相似之处,但典型的 VaD 病例一般起病较急,呈波动性和阶梯样恶化病程,认知功能损害具有"局灶性"的特点,患者易激惹、情绪不稳突出。多伴脑血管危险因素,临床检查或影像学检查证实脑血管疾病的存在,HIS 评分常≥7 分。如果痴呆出现在卒中后 3 个月内,加之 MRI 或 CT 的支持,一般不难鉴别。Binswanger 病一般表现为缓慢发展的痴呆,部分患者病程可延续达 10 年之久,病程特点与 AD 相似。但多数 Binswanger 病患者同时具有亚急性进展的局灶性神经损害,包括步态不稳、假性延髓麻痹、轻偏瘫、共济失调、尿失禁和锥体束征等,临床上不应忽视这些神经体征,结合 MRI 检查较易明确诊断。

五、治疗和预防

相对而言 VaD 比 AD 容易预防,脑血管病的治疗和危险因素的干预对 VaD 有预防作用。

1.危险因素的干预　脑血管病的一级预防有重要意义,高血压、糖尿病、高胆固醇血症、房颤的治疗,戒烟、减肥和适当的运动等健康生活方式有助于预防卒中和 VaD。

2.预防卒中再发　根据脑血管的病因及时选择相应治疗措施,采取抗凝、抗血小板治疗,控制引起血流动力学改变的高血压和心律失常等,对 VaD 的预防作用已得到证实。

3.促认知药　与 AD 患者一样,VaD 也存在胆碱能缺陷,ChEIs 的临床试验显示药物对 VaD 的认知功能和总体均有改善,其中多奈哌齐、加兰他敏都有数项临床试验的支持,但目前这些 ChEIs 并未获批准用于 VaD 的治疗。有报道 VaD 患者对美金刚有较好的耐受性,但认知功能和总体改善并不显著。其他药物种类繁多,可以选择尼莫地平、麦角碱类药物、银杏制剂中的 1～2 种试用于 VaD 的治疗(请参考 AD 的促认知药物治疗)。

4.精神行为症状的治疗　和 AD 类似,VaD 患者可以有明显的 BPSD 表现。易激惹、情感脆弱,抑郁症状多见,如抑郁症状明显可以选用新型抗抑郁药物治疗。易激惹明显时可以选择小剂量非典型抗精神病药物治疗,需注意 VaD 患者多有行动迟缓和步态不稳,因此应注意 EPS、跌倒等药物的不良反应以及和心脑血管不良事件的风险。VaD 患者常有夜间意识模糊、吵闹以及日间倦睡等昼夜节律紊乱的表现,对症治疗时尽可能选择半衰期短的精神药物,以免加剧次日困倦。

5.康复治疗　康复治疗和功能训练常有一定疗效,要鼓励患者多与外界接触,参与一定社会活动。

六、预后

VaD 会缩短预期寿命,3 年死亡率高于正常老人的 3 倍,其中 1/3 死于痴呆的并发症,其余死于脑血管病、心脏疾病或其他疾病。

第五节　遗忘障碍

遗忘障碍是以记忆损害为特征的一类综合征,表现为学习新信息(顺行性遗忘)和回忆往事(逆行性遗忘)存在困难。该障碍缺乏全面性的智能障碍基础,记忆损害导致社交和职业功能的显著减退,并且是在原有水平基础上的显著减退。有证据表明某种躯体性疾病或物质的使用导致该障碍的出现,而且均可排除谵妄和痴呆作为遗忘的原因。遗忘障碍可为短暂的(记忆损害持续 1 个月或不足 1 个月)或慢性的(记忆损害持续超过 1 个月)。遗忘通常累及部分或所有下列神经解剖结构:额叶、海马和杏仁核、背内侧丘脑、乳头体和导水管周围灰质。神经化学方面,NMDA 受体介导的谷氨酸盐传递常与遗忘有关,主要由于它与边缘系统的记忆储存功能有关。根据 DSM-Ⅳ分类标准,主要包括由于躯体疾病导致的遗忘障碍和物质导致的持久性遗忘障碍。

一、临床类型

1.威尼克脑病　为一种急性综合征,有典型的"四主征"(共济失调、眼肌麻痹、眼球震颤和急性意识模糊状态),由烟酸缺乏所致,通常与酒精滥用有关,与乳头体、PAG、丘脑核团和第三脑室壁的病理性病变相关。

2.柯萨科夫精神病　与乳头体萎缩相关的遗忘与虚构,通常发生于威尼克脑病之后,罕见的原因包括:头部外伤、缺氧性脑外伤、基底/颞叶脑炎、血管损伤等。

3.血管性疾病　海马部位的血管损伤(尤其累及后大脑动脉或基底动脉)可能导致遗忘障碍。其他可能的脑区包括:顶-枕联合区、双侧中背侧丘脑、基底前脑神经核(如前交通动脉动脉瘤)。

4.脑外伤　加速力或减速力造成的开放性或闭合性头部外伤都可能导致前颞侧的损伤,导致顺行性或创伤后的遗忘明显,而逆行性遗忘相对不存在。预后与创伤后的遗忘持续时间有关,创伤后的遗忘持续时间短于 1 周的预后较好。

5.颞叶手术　内颞叶双侧损伤或手术都可导致储存新的短期记忆能力缺失,导致遗忘障碍。

6.缺氧性脑损伤　一氧化碳中毒造成的窒息、溺水等出现的缺氧状态都可能损害敏感的海马 CA1 和 CA3 区神经元,从而导致短期记忆的储存问题。

7.多发性硬化　40%的患者因颞叶斑块和导致回忆困难的间脑综合征而出现

一定程度的遗忘。

二、治疗原则

1.对因治疗　针对导致遗忘障碍的病因进行治疗，如针对威尼克脑病患者立即补充维生素 B_1，监测并处理酒精戒断症状。

2.营养支持和对症治疗　一般的营养支持，改善脑循环，促进脑代谢。

3.理和社会支持治疗　患者会由于记忆障碍而出现紧张、焦虑等情绪表现，应予以相应的心理支持和教育，必要时予以抗焦虑或抗抑郁药物。

第六节　癫痫性精神障碍

癫痫是神经精神科的常见病。癫痫所致精神障碍是一组由反复发作的脑异常放电引起的癫痫发作特殊形式，临床表现以精神症状为主，由于累及的部位及病理生理改变不同，致使症状表现复杂繁多。反复癫痫发作所致的慢性脑损害也可导致持续性精神障碍。可分为发作性和持续性精神障碍两大类。ICD-10 诊断分类为 F06 脑损害和功能紊乱以及躯体疾病所致的其他精神障碍（F06.0～F06.9，F07.0）。

一、临床表现

1.发作前精神障碍　发作前数小时至数日，出现全身不适、紧张、易激惹、烦躁不安、情绪抑郁、爱挑剔或抱怨他人等前驱症状。一旦癫痫发作过后，症状随之消失。

2.发作时精神障碍　包括精神性先兆、自动症及精神运动性障碍。精神性先兆是大、小发作前历时短暂和紧接的幻觉，其幻视可为从简单到复杂的情景。自动症者表现为意识障碍、无目的咀嚼、刻板动作或哼哼作声，并可见各种幻觉，发作一般历时数秒，每次症状类同。少数患者发生较为持久、复杂的精神运动性障碍，呈现意识障碍，感知（如错觉、幻觉）、情感（如恐惧、愤怒）、记忆（如似曾相识、遗忘）等障碍。也可发生漫游或攻击行为，历时数十分钟至数日不等，事后对上述情况不能回忆。

3.发作后精神障碍　癫痫发作后，患者呈现意识模糊、定向障碍、反应迟钝，可伴幻觉(常为幻视)及各种自动症,或躁动激越行为,一般持续数分钟至数小时不等。偶可见非抽搐性发作持续达数日或数周之久,应视为持续性发作,如失神持续状态(持续性小发作、复合症状部分性发作持续状态等)。

4.发作间精神障碍　属持续性精神障碍一类,包括慢性癫痫性精神病(类似精神分裂症的发作间精神障碍,又称慢性癫痫性分裂样精神病)、智能障碍和人格改变。

二、诊断要点

1.有癫痫史或癫痫发作的证据。

2.呈发作性精神障碍者,一般历时短暂,有不同程度的意识障碍,事后不能完全回忆。

3.持续性精神障碍,如慢性癫痫性精神病、智能障碍和人格改变等,见于发作间期。

4.脑电图检查可证实癫痫,但阴性结果不能排除诊断。除标准检查外,尚可用脑电图的特殊检查技术提高阳性率。必要时应作 CT、MRI 等其他检查,以排除继发性癫痫可能。

5.根据癫痫的证据,其精神障碍的发生、病程与癫痫相关,结合实验室检查结果可作诊断。

三、治疗

1.发作性精神障碍

(1)主要使用抗癫痫药。控制强直阵挛发作,用卡马西平日量 600～1200mg,用药前需查血常规,并注意过敏反应和粒细胞缺乏症。苯妥英钠日量 200～500mg;对失神发作,选用乙琥胺每日 750～1500mg,或丙戊酸钠每日 600～1800mg;复杂性部分性发作,首选卡马西平每日 600～1200mg,若精神症状严重,可并用精神药物。

(2)兴奋激越:可用氟哌啶醇 5～10mg,肌注,每日 2 次。症状控制后可改口服或停药。如出现明显兴奋、躁动,可适当应用镇静药,如氯硝西泮 1～2mg,肌注,每日 1～3 次。

(3)抑郁:可选用:①选择性 5-羟色胺再摄取抑制剂类抗抑郁药,如氟西汀每日

20mg,或帕罗西汀每日 20mg。②氯米帕明 12.5～25mg,每日 2～3 次。③SNRI:文拉法辛日量 75～150mg。④NASSa:米氮平日量 15～30mg。

(4)焦虑、失眠:用氯硝西泮 2mg,每日 1～2 次(镇静),或氯硝西泮 2～4mg,每晚 1 次,必要时可肌注(催眠)。

(5)癫痫间歇期无精神症状者,可不用精神药物。

2.持久性精神障碍

(1)慢性癫痫性精神病主要用抗精神病药。对有幻觉、思维障碍、行为紊乱等症状者,可选用对脑电生理影响和锥体外系副反应较少的药物。因氯氮平大剂量可导致抽搐发作,不宜应用于此类精神障碍患者。其他非典型抗精神病药物的致痫作用研究不多,临床均可应用。

(2)认知功能损害仍以控制癫痫发作(包括阈下放电)为主,防止脑损害加重,同时给予吡拉西坦等药物治疗。

(3)人格改变:癫痫所致精神障碍患者常伴有明显的人格改变,可给予中、小剂量的非典型抗精神病药治疗增强自控能力。

(4)对癫痫所致持续朦胧状态、幻觉妄想、抑郁状态,可慎用几次电抽搐治疗。顽固性者可考虑前额叶切断、脑立体定向深部结构毁损及杏仁核毁损术治疗。

(5)除躯体治疗外,对癫痫患者也需要进行心理治疗。对患者的工作学习应作适当调整限制,防止发作时的危险,消除自卑心理,鼓励保持正常活动。对于有智能障碍和人格改变的患者,要加强教育管理,防止惹祸肇事,应参加各种工娱治疗,促进康复。

第七节　躯体疾病所致精神障碍

一、内脏疾病伴发精神障碍

(一)肝脏疾病

1.肝豆状核变性　是一种铜代谢障碍的隐性遗传病。主要的病理生理变化是血浆铜蓝蛋白减少,导致铜沉积在豆状核、肝脏、角膜和肾脏上。

精神症状可出现在疾病的早期,随着病情的发展,精神症状渐趋明显。于儿童期起病者,病情发展快,可表现为情绪不稳,随后出现假性延髓病(假性球麻痹)和锥体外系症状,如肌痉挛和肌强直。于青少年期和成人期起病者,病程多迁延,可出现震颤、强直和运动减少,极少数患者可出现抽搐,随后可伴随情绪高涨,有时可出现幻觉-妄想综合征,亦可出现敌对和其他反社会人格改变,不久可发展为痴呆。

精神症状无特异性,临床诊断可根据角膜 K-F 环,尿和大便铜排泄量增加,以及血浆铜蓝蛋白减少确诊。

2.肝性脑病　指由于严重肝病导致的神经精神障碍。成因包括暴发性肝炎、亚急性肝炎、慢性肝炎、肝硬化和肝癌后期。

初期以情绪改变和行为异常为主。可有欣快或情感淡漠两种主症,伴有乏力、迟钝等并有嗜睡。继而可表现为意识障碍,并有定向障碍和认知功能减退,包括记忆障碍,可出现谵妄和幻觉,视幻觉尤其明显。存在扑翼样震颤和脑电图异常。脑电波变化在早期表现为慢波增多,后来出现三相波。后期以昏睡、神经系统体征及精神症状为主,可出现幻觉。若病情不能控制,可出现昏迷。

治疗上本病尚无特殊疗法,都采用综合措施。由于肝功能损害对药物的代谢功能减弱,原则上不使用抗精神病药物,需要使用时也当慎重。

(二)肾脏疾病

1.尿毒症　是一种以多种代谢紊乱为特征的疾病,体内含氮代谢产物等有毒物质聚集。可由急性或慢性肾功能衰竭导致。精神症状可表现为意识障碍、类躁狂、类抑郁、类神经症症状,慢性尿毒症的患者可出现逐渐加重的智能障碍。

治疗上以治疗原发疾病为根本,精神药物的选择要考虑对肾脏的毒性,应选择对肾脏毒性小的药物。

2.透析所致的精神障碍　部分患者经透析后会产生透析性脑病或称为"平衡失调"综合征。这是由于透析时可导致血和脑脊液中尿素比例失调,脑脊液渗透压升高,以致引起颅内压升高与脑细胞肿胀,表现为头晕、头痛、情绪波动以至意识障碍。

透析的慢性作用可造成持久的神经系统症状和智能的进行性下降。亦可表现为痴呆,即所谓透析性痴呆。这一综合征通常出现在透析两年或以上之患者。研究显示可能与透析液含有高铝有关。如今将有害的铝清除后,已明显减少此问题。

(三)呼吸系统疾病

几乎所有严重的呼吸系统疾病都可产生精神症状。呼吸困难可引起焦虑、低氧血症和高碳酸血症。低氧血症可引起认知功能障碍与意识障碍。中度的高碳酸血症会引起头痛、头晕、淡漠、健忘,而重度高碳酸血症可导致木僵或昏迷。

慢性阻塞性呼吸系统疾病(COPD)患者的焦虑症状常见,发生率约为 8%～24%,且多数是惊恐障碍。严重 COPD 的患者还常有抑郁症状。治疗 COPD 所致的精神症状首先要注意药物的不良反应,如虽然苯二氮䓬类药物是有效的抗焦虑药物,但其对呼吸中枢的抑制作用,限制了它们的运用。一般来讲,新型抗抑郁剂比较安全,但剂量要低。

肺栓塞可能表现为突然的惊恐发作,因此,术后或静脉炎的患者出现突然的惊恐发作应留意是否并发肺栓塞。

二、内分泌障碍伴发的精神障碍

(一)肾上腺功能异常

1.皮质醇增多症　系糖皮质激素分泌过多,并伴有盐皮质激素与雄性激素分泌过多,主要机制是 ACTH 分泌过多,导致双侧肾上腺皮质增生和肾上腺皮质瘤。

皮质醇增多症半数以上的患者存在精神症状以抑郁最常见。而常见的认知功能损害有注意损害和记忆减退,部分患者可出现幻觉、妄想和人格解体。因类固醇治疗或肾上腺癌引起的精神症状则以躁狂症状或精神病性症状为突出表现。精神症状通常在类固醇治疗两周内出现,症状随着类固醇剂量的增加而加重。此外,当突然停止使用类固醇时,可出现抑郁、情绪不稳、记忆损害、谵妄等。

治疗原发疾病,通常精神症状随着皮质醇增多症的治疗而好转,但认知功能损害要较长的时间才能恢复。严重抑郁患者可能需服用抗抑郁药。类固醇引起的精神症状,常常因药物治疗的结束而消失。对于有精神症状但仍需要继续使用类固醇治疗的患者,抗精神病药物和锂盐有助于缓解精神病性症状或躁狂症状。

2.肾上腺皮质功能减退症　是由于肾上腺的 3 种类固醇激素(糖皮质激素、盐皮质激素和雄性激素)分泌不足所致。以破坏肾上腺的原发性损害为最常见(如自身免疫性疾病、败血症并发出血性梗死、结核感染、转移瘤等),也可继发于垂体或下丘脑功能不足。

急性肾上腺皮质功能减退症常威胁生命,可发展成谵妄、木僵或昏迷。慢性肾上腺皮质功能减退的症状隐袭,类似于抑郁症。典型患者可表现为易疲劳、肌肉痉挛、乏力、体重减轻、食欲下降、情感淡漠、易激惹和情绪低落等,注意和记忆也可受影响,幻觉、妄想则少见。

替代疗法可快速缓解躯体和精神症状。对原发性肾上腺皮质功能减退,应同时给予泼尼松和盐皮质激素制剂治疗。

(二)甲状旁腺功能异常

1.甲状旁腺功能亢进症　常由良性甲状旁腺腺瘤引起高钙血症而出现多种临

床症状。精神症状常见,主要为类似抑郁的表现,也可出现记忆减退和思维迟缓。若起病隐匿,症状可能被忽略而漏诊。"甲状旁腺危象"可出现急性器质性精神障碍,表现为意识混浊、幻觉、妄想和攻击行为等。患者可反复抽搐、出现昏睡和昏迷。

甲状旁腺腺瘤切除后,躯体和精神症状常可缓解,恢复的程度与血清钙水平的下降相平行。对严重抑郁的患者,应予抗抑郁治疗。

2.甲状旁腺功能减退症　　该病通常是由于在甲状腺切除术时,因切除或损害甲状旁腺而引起,偶为特发性。甲状旁腺激素缺乏造成血清钙降低、血清磷增高。精神症状表现为注意难于集中、智能损害和"假性神经症"。假性神经症在儿童表现为暴怒发作和夜惊,在成人则表现为抑郁和易激惹。

对伴有躯体和精神症状的患者,补充钙剂有效;但"假性甲状旁腺功能减退症"患者认知损害的改善却有限。

(三)甲状腺功能障碍

1.甲状腺功能亢进症　　是由于甲状腺激素分泌过多所致。女性比男性多见,好发于 20～30 岁的女性。精神症状主要表现为精神运动性兴奋,包括失眠、话多、易激惹、烦躁等。严重者可出现精神病性症状如幻觉和被害妄想等。与躁狂发作的表现有类似之处,但缺乏典型的愉悦心境。甲状腺症状危象是一种急症,因急性疾病和接受外科手术而诱发甲状腺激素水平骤增,表现为发热、谵妄甚至昏迷。"淡漠型甲状腺功能亢进"较少见,多发生于中、老年人中。表现为淡漠等临床症状类似痴呆。当患者的甲状腺功能正常时,抑郁和焦虑症状常不需要治疗即可消失。精神症状持续者应给予精神药物治疗,剂量不宜过大。

2.甲状腺功能减退症　　患者的甲状腺激素浓度低于正常,伴 TSH 升高。甲状腺功能减退可继发于垂体或下丘脑的损害,多见于女性。

患者常有抑郁表现:言语缓慢、反应迟钝、记忆力减退和注意力不集中。严重的患者出现淡漠、退缩和痴呆表现。"黏液水肿性精神失常"综合征可伴有幻觉和妄想。甲状腺功能减退与难治性抑郁症有关。

躯体和精神症状经甲状腺素替代治疗后均可以缓解。甲状腺素剂量应该逐渐增加,特别是老年人、健康状况差和有心血管疾病的患者。患者的抑郁症状通常要在甲状腺激素正常后才会完全消失,严重抑郁者需要抗抑郁剂治疗。极少情况下,T_4 补充治疗初期反而出现精神症状,多为躁狂样表现。有严重精神病性症状的患者应给予抗精神病药,但应注意吩噻嗪类药物可能引起甲状腺功能减退患者出现低体温性昏迷。该病若长期得不到治疗,认知损害会持久存在。

三、结缔组织疾病伴发的精神障碍

结缔组织疾病常有多系统、多脏器受累,症状复杂多变,常伴发神经精神障碍,一些患者可以精神神经症状为首发表现。

(一)类风湿关节炎

是一种慢性、进行性、炎症性、系统性疾病。类风湿关节炎相关的精神症状可以从两个方面理解。

1.患者的工作、家庭生活和性生活等方面受限,由此可引起情绪障碍,如焦虑、抑郁等。心理治疗可改善精神症状。

2.对类风湿关节炎患者采用的药物治疗可导致精神症状。非甾体类抗炎药(NSAIDs)可引起认知功能损害、谵妄、抑郁、躁狂和精神病性症状,老年人更易出现此类不良反应。糖皮质激素可引起情绪不稳、睡眠障碍、谵妄和精神病性症状,且症状与药物的剂量相关。

临床上对类风湿关节炎患者使用抗精神药物和抗抑郁药时,须避免药物不良反应。

(二)系统性红斑狼疮(SLE)

是一种病因不明,反复发作的结缔组织疾病,常有多器官受累,包括皮肤、关节、肾脏、血管和中枢神经系统等。

神经精神症状常出现于疾病晚期。由于症状缺乏特异性且多样化,很易引起误诊。急性脑器质性精神障碍较多见,表现为意识混浊、谵妄,伴有偏执性妄想、幻觉、情感紊乱和运动障碍等。慢性脑器质性精神障碍较少见,可有认知功能损害,甚至发展为痴呆。应注意鉴别精神障碍是因类固醇药物治疗所致,抑或是SLE本身引起。

SLE伴有中枢神经系统病变的患者,可使用类固醇或大剂量的免疫抑制剂治疗,精神症状可使用抗精神病药和心境稳定剂。应注意治疗SLE的药物本身可引起精神症状,如NSAIDs及类固醇类药物,可使用抗精神病药和心境稳定剂。

第四章　精神活性物质所致精神障碍

第一节　酒精

　　尽管我国的人均饮酒量、酒相关问题发生率相对较低,而由饮酒造成的各种危害、酒依赖住院率却有逐年明显增加趋势。

一、酒精的吸收与代谢

　　酒精多数在小肠的上部吸收,代谢在肝脏内,乙醇脱氢酶系统和微粒体乙醇氧化系统参与酒精的代谢。在大量饮酒后,常出现高乳酸血症、高尿酸症(痛风发作)。长期大量饮酒使体内的脂肪氧化受阻,形成脂肪肝、高血脂症、动脉硬化等。酒精损害肝细胞,导致酒精性肝炎、肝硬化等。酒精与卵磷脂结合,沉着于组织中,脑组织中的卵磷脂最丰富,酒精的主要毒性作用在于中枢神经系统。

二、酒精的药理作用及机制

　　对酒的反应个体差异很大。酒精首先抑制大脑皮质,使皮质下释放,出现松弛感,情绪释放;随着饮酒量增加,抑制也进一步加深,出现所谓醉酒状态,精神活动、语言及运动功能抑制加深,表现为对周围事物反应性降低、感觉迟钝、判断记忆受损、自控力下降、动作不稳、构音含糊等;其后大脑处于高度抑制状态,醉倒不起,呕吐、便溺全然不知。当血液浓度超过 0.40% 时,则可出现昏迷、呼吸心跳抑制甚至死亡。急性作用主要表现为急性胃、食管出血等;慢性作用表现在中枢及周围神经系统、肌肉、心脏、肝脏、胰脏等。

三、饮酒与精神障碍

(一)急性酒中毒

有大量饮酒史,醉酒的严重程度与血液酒精浓度关系密切,主要表现为冲动性行为、易激惹、判断力及社交功能受损,并有诸如口齿不清、共济失调、步态不稳、眼球震颤、面色发红、呕吐等表现。如果中毒较深,可致呼吸、心跳抑制,甚至生命危险。

(二)戒断反应

1.单纯性戒断反应　停止或减少饮酒量,在数小时后出现手、舌或眼睑震颤,并有恶心或呕吐、失眠、头痛、焦虑、情绪不稳和自主神经功能亢进,如心跳加快、出汗、血压增高等,少数患者可有短暂性幻觉或错觉。

2.震颤谵妄　突然断酒大约在48小时后出现震颤谵妄,表现为意识模糊,有大量的知觉异常。另一重要的特征是全身肌肉粗大震颤,部分患者因高热、衰竭、感染、外伤而死亡。

3.癫痫样发作　多在停饮后12~48小时后出现,多为大发作。

4.其他精神障碍

(1)酒精性幻觉症:酒依赖者停饮后(48小时)出现幻觉,表现为生动、持续性的视听幻觉。

(2)酒精性妄想症:表现为在意识清晰的情况下的妄想状态,特别是嫉妒妄想。

(3)人格改变:患者只对饮酒有兴趣,以自我为中心,责任心下降,说谎等。

四、治疗

要积极治疗原发病以及合并症。还要注意加强患者营养,补充机体所需的蛋白质、维生素、矿物质、脂肪酸等物质。

(一)戒断症状的治疗

1.单纯戒断症状　在临床上常用苯二氮䓬类药物来缓解酒精的戒断症状。首次要足量,不要缓慢加药,时间不宜太长,以免发生药物的依赖。地西泮10mg/次,3次/d,首次剂量可更大些,2~3d后逐渐减量,不必加用抗精神病药物。在戒断后期有焦虑、睡眠障碍,可试用抑郁药物。

2.震颤谵妄　在断酒后48小时后出现,72~96小时达到极期。地西泮10mg,

2～3次/d。根据患者的兴奋、自主神经症状调整剂量,直到谵妄消失为止。控制精神症状:可选用氟哌啶醇5mg,1～3次/d,肌内注射。应注意预防各种感染,纠正水、电解质和酸碱平衡紊乱,补充大剂量维生素等。

　　3.酒精性幻觉症、妄想症　大部分的戒断性幻觉、妄想症状持续时间不长,用抗精神病药物治疗有效,剂量不宜太大,在幻觉、妄想控制后可考虑逐渐减药。

　　4.酒精性癫痫　可选用丙戊酸类或苯巴比妥类药物,原有癫病史的患者,在戒断初期就应预防性使用抗癫痫药物。

(二)戒酒硫治疗

　　戒酒硫能抑制肝细胞乙醛脱氢酶,使酒精代谢停留在乙醛阶段,出现显著的体征或症状。患有心血管疾病和年老体弱者应禁用或慎用。

第二节　阿片类物质

一、概述

　　阿片类药物是指任何天然的或合成的、对机体产生类似吗啡效应的一类药物。阿片类药物滥用是世界范围内的公共卫生和社会问题,值得社会各界予以充分的重视。

二、阿片类药物的药理作用

　　脑内和脊髓内存在阿片受体。阿片类药物具有镇痛、镇静作用,能抑制呼吸、咳嗽中枢及胃肠蠕动,同时能兴奋呕吐中枢和缩瞳作用。阿片类药物能作用于中脑边缘系统,产生强烈的快感。

　　阿片类药物口服时,很少从胃吸收入血流,口服制剂的血药浓度只有注射给药的一半或更少。阿片类制剂以非脂溶性形式难以透过血脑屏障。吗啡被乙酰化成为海洛因后,则较易透过血脑屏障,这也许能解释海洛因比吗啡更为强烈快感这一现象。阿片类药物由肾脏排泄,大部分由肝脏代谢。平均代谢时间是4～5h,故依赖者必须定期给药,否则会发生戒断症状。

三、戒断反应

戒断症状分为两大类：客观体征，如血压升高、脉搏增加、体温升高、鸡皮疙瘩、瞳孔扩大、流涕、震颤、腹泻、呕吐、失眠等；主观症状，如恶心、肌肉疼痛、骨头疼痛、腹痛、不安、食欲差、无力、疲乏、喷嚏、发冷、发热、渴求药物等。

四、治疗

治疗分为急性期的脱毒治疗和脱毒后防止复吸及社会心理康复。脱毒指通过躯体治疗减轻戒断症状，预防由于突然停药引起的躯体健康问题的过程。

1.替代治疗　是利用与毒品有相似作用的药物来替代毒品以减轻戒断症状的严重程度。在 2～3 周内将替代药物逐渐减少，最后停用。目前常用美沙酮和丁丙诺啡，美沙酮首日剂量为 30～60mg，丁丙诺啡为 0.9～2.1mg。然后根据患者的躯体反应逐渐减量，原则：只减不加、先快后慢、限时减完。

2.非替代治疗　①可乐宁开始剂量为 0.1～0.3mg，每天 3 次，剂量必须个体化；②中草药、针灸：能有效促进机体的康复、促进食欲等，用于脱毒治疗的辅助治疗；③其他：如镇静催眠药、莨菪碱类。

3.防止复吸、社会心理干预

(1)阿片类阻滞剂通过阻滞阿片类的欣快作用，条件反射就会消退。此类药物主要为纳洛酮和纳曲酮，后者口服有效。

(2)个体认知行为治疗、群体治疗、家庭治疗，帮助患者增加自控能力以避免复吸。心理社会干预能针对复吸起到良好的预防效果。

第三节　镇静、催眠、抗焦虑药

此类药物包括范围较广，在化学结构上差异也较大，但都能抑制中枢神经系统的活动。目前，在临床上主要有两大类：巴比妥类和苯二氮䓬类。巴比妥类是较早的镇静催眠药，根据半衰期的长短可分为超短效、短效、中效及长效巴比妥类药物，临床上主要用于失眠，滥用可能性最大。苯二氮䓬类药物的主要药理作用是抗焦虑、松弛肌肉、抗癫痫、催眠等。由于这类药物安全性好，即使过量，也不致有生命危险，目前应用范围已远远超过巴比妥类药物。镇静催眠药中毒症状与醉酒状态类似,巴比妥类的戒断症状较严重,甚至有生命危险。症状的严重程度取决于滥用的剂量和时间。在突然停药12～24h内,戒断症状陆续出现,如厌食、焦虑不安、失眠,随之出现肢体的粗大震颤;停药2～3d,戒断症状可达高峰,出现呕吐、心动过速、血压下降、四肢震颤加重、全身肌肉抽搐或出现癫痫大发作,有的出现高热谵妄。苯二氮䓬类戒断症状虽不像巴比妥类那样严重,但易感素质者(如既往依赖者或有家族史者)在服用治疗剂量的药物3个月以后,如突然停药,可能出现严重的戒断反应,甚至抽搐。

在巴比妥类的戒断脱瘾时减量要缓慢。以戊巴比妥为例,每日减量不超过0.1g,递减时间一般需要2～4周,甚至更长。苯二氮䓬类的脱瘾治疗可采取逐渐减少剂量,或用长效制剂替代,然后再逐渐减少长效制剂的剂量。

第四节　苯丙胺类兴奋剂

苯丙胺为中枢神经兴奋剂,自1887年首次采用麻黄素合成苯丙胺(安非他明)后,与苯丙胺相关的化合物不断出现,同时滥用人群数量明显增加,因此滥用而导致精神障碍者越来越多,逐渐引起人们密切关注。

【诊断标准】

1.苯丙胺类兴奋剂所指的精神障碍,可在长期用药中逐渐出现,也可在一次大量使用后发生

2.临床典型表现

(1)感知觉障碍:患者在意识清晰的状态下出现丰富的错觉或幻觉。错觉和幻觉使滥用者感到恐怖,幻听内容常常是侮辱性言语,说话的人可能是一个或多个熟悉或陌生的声音。

(2)思维障碍:最初表现为敏感、多疑,逐渐发展为援引观念,偏执观念,被害妄想或夸大妄想,并伴有相应的情感反应。在妄想支配下可采取冲动甚至自伤或伤人等暴力行为。

3.长期滥用苯丙胺类药物者,停用后可能出现抑郁相关症状,如睡眠增加,情绪低,兴趣下降,活动减少等。

4.精神症状的严重与使用次数及使用剂量相关,一般对于初次使用ATS或用量很小者症状表现比较轻,可体验到欣快感或焦虑不安、自信心和自我意识增强、警觉性增高、精力旺盛、饥饿感及疲劳感减轻、并可出现判断力受损。行为上表现活动增多、话多、易激惹和坐立不安。药量继续增加时,可出现严重的焦虑情绪、情

感表现愚蠢且不协调、思维联想松散、逻辑性差,并出现幻觉、偏执观念或妄想。语速增快,言语含混不清或持续言语。行为上表现为刻板动作和自发动作,少数人可出现冲动、伤人或自伤。静脉注射方式滥用者上述症状出现的更快、更严重。

【治疗原则】

1.精神障碍的药物治疗

(1)将患者置于安静的环境,减少环境刺激,给予充分安慰、支持,减轻因幻觉、妄想所导致的紧张不安和行为紊乱,部分患者症状可自愈。

(2)严重者可用抗精神病药物:如经典抗精神病药物中的氟哌啶醇,新型抗精神病药物目前也有研究证明对苯丙胺类药物所指的精神障碍有效,如利培酮、奥氮平等。

2.对于出现抑郁症状者,抑郁症状较轻者,随停药时间延长,症状可逐渐自愈;症状严重者需加用抗抑郁剂治疗

3.如患者表现以躁狂相为主,兴奋冲动、话多、易激惹等,除给予抗精神病药外可以合并使用情感稳定剂

4.心理治疗:增加自控能力以避免复吸。通过家庭治疗建立良好的家庭支持体系。

第五章　精神分裂症及其他精神病性障碍

第一节　精神分裂症

精神分裂症是一组病因未明的精神病,多起病于青壮年,常缓慢起病,具有思维、情感、行为等多方面障碍及精神活动不协调。一般意识清晰,智能尚好,但部分患者在疾病过程中可以出现认知功能损害。一般病程迁延,呈反复加重或恶化,部分患者最终可出现精神衰退。

一、患病情况

20世纪70年代,我国不同地区大样本普查资料显示,患病率为1.56‰～4.6‰。1982年我国12地区存在分裂症,流动结果时点患病率4.8‰,终生患病率为5.09‰。城市(6.1‰)高于农村(3.4‰);女性(7.1‰)高于男性(4.3‰),1993年全国流调资料显示分裂症患病率为5.4‰,终生患病率为6.5‰;城市(6.71‰)高于农村(4.13‰),经济水平与患病率呈负相关;女性高于男性。发达国家现患率为7‰～8‰。

精神分裂症发病高峰男性为15～25岁,女性稍晚,50%患者曾企图自杀,10%的患者最终死于自杀。

长期以来,人类对精神疾病的病因及发病机制的探索一直没有停止,在精神分裂症方面亦如此,我们把这些基于探索精神分裂症病因和病理机制研究的主要证据和形成的假说归纳如下:

1.致病因素

(1)遗传因素

1)家系调查研究发现,分裂症近亲患者的患病率比一般人群高10倍,而且血缘关系越近,患病率越高。

2)双生子研究发现,单卵双生比双卵双生的同病率高4～6倍。

3)寄养子研究发现,分裂症患者的子女寄养到正常家庭,仍有较高的患病率。

目前认为分裂症的遗传分式多数为多基因遗传,即分裂症是许多基因的积累作用所致,没有显性、隐性遗传那样明显的遗传规律,但有一个遗传阈值,超过这个阈值,才能显现疾病;如有人认为是遗传易感性和环境因素共同作用的结果。

(2)心理素质和个性

1)心理素质(气质):指个体神经系统的解剖、生理、生化等特点所形成的不同信息容量与综合分析等机能,因此构成了神经系统一定的兴奋性和稳定性,表现为不同的(反应强度、速度、觉醒程度和情绪)应激能力,承受能力和适应能力。

2)个性:指先天素质和后天习惯性综合形成的个体精神活动模拟。分裂症有特殊的个性孤僻少语、怕羞、敏感、沉溺于幻想等。

(3)年龄因素:分裂症多发于青春期,可能与内分泌有关。青春期性腺发育逐渐成熟,自主神经不稳定,情绪易激动,对外界应激因素敏感。

(4)社会心理因素:社会调查显示,分裂症发病率低阶层是高阶层的 9 倍,推测可能与物质条件差、心理负担重、心理应激多有关。国内调查发现,分裂症病前有精神刺激因素者占 40%～80%,虽然目前没有证据表明就是病因,但精神因素在分裂症的发生过程中可能起到一定的诱发或促发作用。

2.神经病理解剖及医学影像学

(1)典型病例尸解发现,大脑额叶、中前颞叶脑组织萎缩。

(2)脑部 CT 发现 30%～40%患者脑室扩大,脑结构异常。

(3)PET 研究资料发现,患者额叶、基层节和颞叶代谢率下降,其功能活动低下。

3.神经生化研究

(1)多巴胺假说:20 世纪 60 年代提出了分裂症的多巴胺假说,即认为分裂症患者中枢多巴胺活动亢进。经典抗精神病药物均是通过阻断多巴胺受体发挥治疗作用。研究还发现传统抗精神病药物的效价与 D_2 受体的亲和力有关,这些证据支持多巴胺假说。

(2)5-HT 假说:早在 1954 年有学者就提出分裂症,可能与 5-HT 代谢障碍有关的假说。最近 10 年来,非典型抗精神病药物的临床广泛应用,再次使 5-HT 假说在分裂症发病机制中找到支持证据。

非典型抗精神病药物氯氮平,利培酮、奥氮平,喹硫平等,除了对中枢 DA 受体有拮抗作用外,还对 5-HT 受体有很强的拮抗作用,这些非典型抗精神病药物拮抗作用 5-HT 受体的作用多大于传统抗精神病药物,其抗精神病作用往往优于传统抗精神病药物，此支持 5-HT 假说。

（3）氨基酸类神经递质假说：中枢谷氨酸（兴奋性递质）功能不足，可能是分裂症病因之一。

（4）神经发育病因学假说：有些学者认为，由于遗传的因素和母孕期或围产期感染或损伤，在胚胎期大脑发育出现了某些病理改变。

二、临床表现

从精神分裂症不同分型及整个病程中所表现出来的症状看，其表现是差别很大的五维症状：即阳性症状、阴性症状、攻击敌意、认知损害、情感症状。

（一）阳性症状

阳性症状是指在正常精神活动中不该出现而出现的症状，最常见的阳性症状有幻觉、妄想、被动体验和思维形式障碍。

1.幻觉　精神分裂症最突出的感知觉障碍是幻觉，有时可以相当顽固，其特点是内容荒谬，脱离现实。最常见的是幻听，主要是言语性幻听。患者诉说听见邻居、亲人、同事或陌生人说话，其内容使患者不愉快；具有特征性的是听见几个声音在谈论患者，彼此争吵，或以第三人称评论患者。如一位 50 多岁的女患者出门买菜，听到一个声音讲"大破鞋又出门了"，患者听后十分气愤，掉头回家，声音马上又说"装洋蒜"。幻听也可以是命令性的，如威胁患者不许吃饭或命令患者跳车。有时声音重复患者的思想，患者想到什么幻听就重复什么（思维鸣响）。

其他类型的幻觉在精神分裂症患者身上虽然少见，但也能见到。如患者凭空看到墙角冒白烟（幻视）；女患者在夜间睡觉时阴道内有男性生殖器抽动摩擦的感觉（性幻触）。精神分裂症幻觉体验可以非常具体生动，也可以朦胧模糊，但都给患者的思维、行动都带来显著的影响，患者会在幻觉支配下做出违背本意、不合常理的举动。如与声音做长时间对话、发怒、大笑、恐惧或自言自语。幻觉可以是真性的（通过感官感知），也可以是假性的（不通过感官即可感知）。

2.妄想　是精神分裂症最常见的症状之一。此症以关系妄想、被害妄想最多见。精神分裂症的妄想具有发生突然，内容离奇，逻辑荒谬的特点。所涉及的范围有不断扩大和泛化的趋势。如最初患者认为与自己有矛盾的某个人针对他，逐渐扩展到同事、朋友、亲人，甚至陌生人。周围人的一举一动都是针对他的，所到之处都在议论他，报纸、广播、电视都含沙射影地说他。自然界的变化，如刮风下雨，甚至窗前飞来小鸟也是暗示要发生什么。患者对妄想的内容多不主动暴露。

妄想按其起源与其他心理活动的关系可分为原发性妄想和继发性妄想。原发性妄想是精神分裂症的特征性症状，对诊断有重要价值。此时妄想的产生并不以感知、意识、情感或其他精神障碍，或患者的特殊心理状态为基础，一旦出现，患者立即深信不疑。原发性妄想包括突发妄想、妄想知觉（患者突然对正常知觉体验赋以妄想性意义）、妄想心境或妄想气氛。如患者从外地旅行回来，一下车就感到环境气氛发生变化，周围人的神色异常并用特殊的眼光看他，行人从旁边走过，回头看他一眼都是信号。

3.被动体验　正常人对自己的精神和躯体活动有着充分的自主性，即能够自由地支配自己的思维和运动，并在整个过程中时刻体验到这种主观上的支配感。但精神分裂症患者常会出现精神与躯体活动自主性方面的问题，即患者丧失了自主支配感，感到自己的躯体运动、思维活动、情感、冲动都受别人或外力控制、干扰或支配，有一种被外力强加的被动体验，感到身不由己。

被动体验常会与被害妄想联系起来。患者对这种完全陌生的被动体验赋予种种妄想性解释（影响妄想），甚至认为有某种特殊的仪器、电波、电子计算机或一种莫名其妙的力量在控制自己（物理影响妄想）。有的患者坚信自己的内心体验或所想的事已尽人皆知（内心被揭露感）。如果被控制感、强制性思维与假性幻觉、内心被揭露感相互出现，称康金斯基综合征（精神自动症），对精神分裂症诊断有特殊意义。

4.思维形式障碍　患者在意识清楚的情况下，思维联想过程缺乏连贯性和逻辑性，因而与之深入交谈困难。由于原发的精神活动损害，患者在交谈中忽视常规的修辞、逻辑方法，在言语的流畅性和叙事的完整性方面往往出现问题，具体可有以下表现：

（1）离题与出轨：患者在交谈时经常游移于主题之外，尤其在回答医生的问题时，句句说不到点子上，但句句似乎又沾点边儿，令听者抓不到要点（思维散漫）。病情严重者言语支离破碎，根本无法交谈（思维破裂）。

（2）过度具体化：有的患者说话绕圈子，不正面回答问题，或者对事物做一些不必要的、过度具体化的描述，令人费解，如问患者做什么工作，答"我在单位做数数的工作"，实际上是做会计工作。

（3）过度抽象化：与上述情况相反，有的患者不恰当地使用符号、公式、自造的字（语词新作）、示意图表达十分简单的含义。

（4）逻辑倒错：患者言谈令人费解的另一个原因是逻辑关系混乱。如一位患者述："我脑子乱哄哄的，都是因为我太聪明了。我的血液里全是聪明，又浓又稠。我必须生个孩子,把我的聪明分给他一半,我才能好。要不然我就得喝可乐,把我的聪明冲淡一点。"(患者把抽象的"聪明"视为可被"可乐稀释"的具体物质)

(二)阴性症状

阴性症状指正常精神活动减退或缺失所带来的表现,包括情感平淡、言语贫乏、意志缺乏、无快感体验等。

1.情感迟钝或平淡　患者表情呆板、缺乏变化,自发动作减少,缺乏体态语言,在谈话中很少或几乎根本不使用任何辅助表达思想的手势和肢体姿势,语调单调,缺乏抑扬顿挫,很少与交谈者有眼神接触,多茫然凝视对方。丧失了幽默感及对幽默的反应,检查者的诙谐很难引起患者会心的微笑;对亲人冷淡,漠不关心。如亲人远道来探视,患者视若路人,不能唤起患者任何情感上的共鸣。随着疾病的发展,患者的情感体验日益贫乏,甚至对那些使一般人产生莫大痛苦的事件都表现淡漠,丧失了对周围环境的情感联系(情感淡漠)。情感淡漠、情感反应与思维内容以及外界刺激不配合,是精神分裂症的重要特征。

2.思维贫乏　语量贫乏,缺乏自主言语,回答问题时异常简短,多为"是"、"否",很少加以发挥。应答可延长很长时间。即使语量足够,内容却含糊,过于概括,传达的信息量十分有限。

3.意志减退　患者生活懒散,不修边幅、不注意个人卫生。在坚持工作、完成学业、料理家务等方面有很大困难,处于一种随遇而安的状态,对自己的现在和未来均没有任何计划和打算;或者虽有计划,却从不实施,活动减少,可以连续坐几个小时而没有任何自发活动,有的患者自称"就喜欢在床上躺着"。

4.兴趣减退与社交缺乏　除了自己的病态体验,患者很少再有感兴趣的事,对娱乐活动甚至性活动的兴趣都有下降,即使有这些活动,乐趣也明显减少。多独处一隅,倾向于社会隔绝,没有朋友,也没有交友愿望。不仅难以与他人建立亲密关系,与家庭成员关系也日渐疏远。

(三)情感症状

这种病症主要包括患者情感的不协调、情感倒错、矛盾情感、情感平淡或淡漠等。可表现为表情的变化减少或面部表情完全没有变化;自主活动减少;对外界可以引起各种情感变化的刺激的反应减少或完全没有反应;患者可以对周围的人和自己漠不关心;情感淡漠往往伴随意志活动的明显减退。

精神分裂症情感障碍中另外一个值得注意的情感问题就是抑郁情绪。精神分裂症的抑郁症状早在 20 世纪初就有学者报道,据初步统计,有 25%～30% 的精神分裂症患者有抑郁症状。抑郁症状可以出现在精神分裂症早期,或和其他精神症状同时出现,或出现在疾病的后期。抑郁症状是导致患者出现自杀行为的主要原因之一。

(四)行为症状

1.冲动攻击行为　患者可以在精神病症状的支配下出现反复谩骂、威胁或破坏性行为。患者往往延迟满足困难,可以强人所难,坚持立即满足其要求,当需要或渴望被延迟满足时,患者也可出现挑衅、暴力或冲动行为;而且精神分裂患者的情绪表达常常不稳定、不适当或控制不良,在情绪失控状态下也可企图或直接实施暴力行为。

2.紧张综合征　以患者全身肌张力增高而得名,包括紧张性木僵和紧张性兴奋两种状态,两者可交替出现,是精神分裂症紧张型的典型表现。木僵时以缄默、随意运动减少或缺失以及精神运动,无反应为特征。严重时患者保持一个固定姿势,不语不动、不进饮食、不自动排便,对任何刺激均没有反应。在木僵患者中,可出现蜡样屈曲,患者的肢体可任人摆布,即使被摆成不舒服的姿势,也较长时间似蜡塑一样维持不变。如将患者的头部抬高,好像枕着枕头,称之为"空气枕"。木僵患者有时可以突然出现冲动行为,即紧张性兴奋。

3.行为障碍　患者可表现为退缩、无故发笑、独处、发呆或出现冲动行为。有的患者还可出现表情和姿势的作态或出现紧张性木僵、被动服从、刻板言语和动作等。此外,患者的自杀行为是值得高度注意的问题。据报道,精神分裂症患者中50%左右的人有自杀观念,有10%~15%的患者出现自杀行为。精神分裂症患者出现自杀观念和行为的原因是由于抑郁情绪,幻觉和妄想等精神症状的影响也是重要的原因之一,例如患者可在命令性幻听的支配下采取自杀行动。

(五)认知症状

认知功能是指感知、思维、学习等方面的能力,认知功能是健全的中枢神经系统的基本功能。认知功能一般包括智力、超前计划的能力、对外界环境正确做出反应的能力、从周围环境获取经验的能力、对外界可能发生的事件的预见能力等。早在1919年,Klaepelin就对精神分裂症的认知功能障碍的表现进行过描述。近年来,国外有学者统计表明,有85%左右的精神分裂症患者有认知功能障碍。因此可以认为,认知功能障碍是精神分裂症的常见症状之一。精神分裂症的认知功能障碍主要表现在以下方面:

1.智力的损害　智力测验表明,尽管精神分裂症患者智商(IQ)的绝对值一般均在正常范围,但较正常人群低,或低于患者自己患病以前的水平。在近年来的一些调查中发现,精神分裂症患者的智力存在着多方面的损害,这种损害一般发生在患病后的最初 2 年内或首次发病过程中,而在疾病以后的发展过程中患者 IQ 变化不大。

2.学习与记忆功能的损害　研究表明症状较轻的精神分裂症患者有短时记忆的损害,如语词记忆的损害、视觉记忆的损害,言语学习的障碍、数字记忆的损害等。症状严重程度与发病年龄、病程、住院次数、停药次数等均无直接联系。此外,有研究认为精神分裂症患者出现记忆损害的原因可能与颞叶结构的某些改变有关。

3.注意的损害　精神分裂症患者的主动注意和被动注意功能均有不同程度的受损,具体表现在不能集中注意力从事各种活动,特别是脑力活动,因此患者接受外界信息受到影响,可具体表现为学习成绩下降、工作效率下降等。此外,由于患者的被动注意能力受到影响,可表现为对外界刺激的敏感性下降,注意的转移速度减慢等。

4.运动协调性的损害　对精神分裂症儿童的回顾性研究表明,精神分裂症患者患病前已经有运动发育的迟滞,表现在:①学习走路较晚;②学习讲话较晚,并且比一般人群存在更多的困难;③与一般人群比较,有较多的非常规的行为,如挤眉弄眼、上肢的抖动或动作过大等。当发病以后,患者则有运动的始动性下降、运动的速度减慢以及眼球运动的跳跃和不规则等。此外,精神分裂症患者所出现的刻板动作、刻板言语以及作态等也被认为是运动协调性受损的表现。运动协调性损害并非出现在所有的患者。

5.言语功能的损害　精神分裂症患者的言语功能损害表现在患者与别人进行交谈或进行写作时,总是使用较偏的词汇,或用词不当,或用词不确切,或在交谈中不能紧扣主题,给人以"东拉西扯"或"难以沟通"的印象,有的人会将这种情况作为思维障碍的表现来加以描述,如思维散漫或思维破裂等,但细致的精神检查表明上述现象并不是思维障碍的表现。在精神分裂症的部分亲属中,可以观察到同样的情况。此外,语词新作以及由于思维贫乏所产生的语词贫乏也属于言语功能受损的表现。

三、临床分型

1.偏执型　是精神分裂症最常见的一个类型。其临床表现突出一个"疑"字,以相对稳定的妄想为主,往往伴有幻觉,情感、意志、行为障碍不突出。较少出现显著的人格改变和精神衰退。

此类型占患者的一半以上。发病较晚,多在 30 岁以后,多为青壮年或中年,起病缓慢,初期敏感多疑,逐渐发展为妄想。妄想范围有逐渐扩大趋势,关系妄想、被害妄想最多见,其次是自罪、影响、中毒和嫉妒妄想。大多数患者多种妄想同时存在。有幻觉,以言语性幻听最多见,其内容大多是令患者不愉快的或批评命令性质的,有真性或假性,也可有其他性质的幻觉,如幻嗅、幻触、内脏幻觉,但较幻听少。

患者的幻觉和妄想内容多离奇抽象,脱离现实。情感行为常受幻觉和妄想支配。患者不暴露自己的思维内容。部分患者在发病数年后,在相当长的时间内部分工作能力保存,不易早期发现。病程发展较其他型缓慢,系统治疗可获较好疗效。

诊断要点:符合精神分裂症诊断标准,以妄想为主,常伴有幻觉,以听幻觉多见。

2.青春型　其临床表现突出一个“乱”字,占住院患者的 8%,多在青春期急性或亚急性起病,病情进展快,常在 2 周内达到高峰。主要表现为言语增多荒谬离奇,想入非非,内容凌乱甚至破裂。情感喜怒无常,变化莫测,极不协调。行为幼稚愚蠢奇特,常有兴奋冲动。本能活动亢进,也有意向倒错。幻觉生动,妄想片段不固定。此型发展较快,有自发缓解,但很快复发。药物维持治疗可减缓复发。

诊断要点:符合精神分裂症诊断标准,常在青年期发病,以思维、情感、行为障碍为主。例如明显的思维松弛、思维破裂、情感倒错、行为怪异。

3.单纯型　其临床表现突出一个病态的“懒”字,占住院患者的 1%～4%,起病于青少年,缓慢进行性发展,特点是日益加重的孤僻、被动、活动减少、生活懒散、行为退缩,对学习生活的兴趣越来越少,对亲人冷淡,日益脱离现实生活,幻觉、妄想不明显。早期多表现类似“神经衰弱”的症状,如主观的疲劳感、失眠、工作效率下降等,逐渐出现日益加重的孤僻退缩、情感淡漠、生活懒散、兴趣丧失、社交活动贫乏、生活毫无目的。疾病初期常不引起人们的重视,甚至会误以为患者“不求上进”、“性格不够开朗”或“受到打击后意志消沉”等,往往在病程多年后才就诊,治疗效果较差。

诊断要点:①以思维贫乏、情感淡漠,或意志减退等阴性症状为主,无明显的阳性症状。②社会功能明显受损,趋向精神衰退。③起病隐袭,缓慢发展,病程至少2 年,常在青少年期起病。

4.紧张型　其临床表现突出一个病态的“僵”字,以明显的精神运动紊乱为主要表现。占住院患者的 7%,近年有减少趋势,表现紧张性兴奋和紧张性木僵,交替出现或单独发生。典型表现是紧张综合征。

(1)紧张性木僵：突出的表现为运动抑制，轻者动作缓慢，少语少动或长期保持一个姿势不动。重者终日卧床，不食不动，缄默不语，对周围刺激不起反应，口水不咽不吐，任其流下。可见肌张力增高、蜡样屈曲、违拗、模仿言语动作等，偶有幻觉妄想，可持续数周或数月，意识清楚。

(2)紧张性兴奋：以突然发生的运动性兴奋为特点。冲动，不可理解，言语单调刻板，如突然起床砸东西，伤人毁物，可持续数日数周。自发缓解较其他类型常见。

诊断要点：符合精神分裂症诊断标准，以紧张综合征为主，其中以紧张性木僵较常见。

5.未分化型　有相当数量的患者无法归入上述分型中的任一亚型，临床上有时会将其放到未分化型中，表明患者的临床表现同时具备一种以上亚型的特点，但没有明显的分组特征。目前临床较多见。

四、诊断与鉴别诊断

做出分裂症的鉴别诊断绝非易事，复杂而多变的临床相，跌宕起伏的病程，混杂其中的社会、心理因素，缺乏知情者提供可靠的病史，精神现状检查被动不合作，都造成了诊断上的困难。

精神分裂症(ICD-10)诊断要点

虽然无法分辨出严格地标示病理性质的症状，但出于实践的目的，有必要将上述症状分成一些对诊断有特殊意义的并常常同时出现的症状群。

1.思维鸣响，思维插入，思维被撤走以及思维广播。

2.明确涉及躯体或四肢运动，或特殊思维、行动或感觉的被影响、被控制或被动妄想；妄想性知觉。

3.对患者的行为进行跟踪性评论，或彼此对患者加以讨论的幻听，或来源于身体某一部分的其他类型的听幻觉。

4.与文化不相称且根本不可能的其他类型的持续性妄想，如具有某种宗教或政治身份，或超人的力量和能力(例如能控制天气，或与另一世界的外来者进行交流)。

5.伴有转瞬即逝的或未充分形成的无明显情感内容的妄想，或伴有持久的超价观念，或连续数周或数月每日均出现的任何感官的幻觉。

6.思维断裂或无关的插入语，导致言语不连贯，或不中肯或词语新作。

7.紧张性行为，如兴奋、摆姿势，或蜡样屈曲、违拗、缄默及木僵。

8."阴性"症状,如显著的情感淡漠、言语贫乏、情感反应迟钝或不协调,常导致社会退缩及社会功能的下降,但必须澄清这些症状并非由抑郁症或神经阻滞剂治疗所致。

9.个人行为的某些方面发生显著而持久的总体性质的改变.表现为丧失兴趣、缺乏目的、懒散、自我专注及社会退缩。

五、病程和预后

精神分裂症具有不断发展,逐渐加重的趋势。病程类型主要有持续进行和间隙发作两种。前者病程不断发展,精神症状日益加重。间隙发作的病程在精神症状急剧出现一段时间后间隔以缓解期这是基本正常,或可以遗留一定病症部分患者随着病程的进展,幻觉妄想等阳性症状逐步消退,而精神衰退症状如言语内容贫乏、情感淡漠、孤僻内向、意志缺乏、认知障碍明显社会功能严重受损。E.Bleuler(1941)对500例额精神分裂症初次发病后进行15年随访观察,发现病人的转归有痊愈、轻度缺损、明显缺损和衰退四种,每种约占1/4左右。随着各种治疗尤其是药物治疗的进展,偏执型与急性紧张型预后相对较好,青春型在治疗方面也能获得较好缓解,单纯性预后最差。WHO的精神分裂症跨文化国际协作研究资料表明,发展中国家(印度、尼日利亚等)病人的预后较发达国家(英国等)为好,推测预后与家庭背景、职业、社会经济文化、家庭与社会支持系统有关。

六、治疗与康复

1.药物治疗　精神分裂症的药物治疗具有关键作用,特别是近10多年来新型抗精神病药物的问世与研发,使精神分裂症的治疗和预后大有改观,目前分裂症药物治疗痊愈与基本痊愈率高达60%。

抗精神病药物按作用机制可分为经典药物与非经典药物两类。经典药物又称神经阻滞剂,主要通过阻断D_2受体起到抗幻觉妄想的作用,按临床特点分为低效价和高效价两类。前者以氯丙嗪为代表,镇静作用强,抗胆碱能作用明显,对心血管和肝功能影响较大,锥体外系不良反应较小,治疗剂量比较大,后者以氟哌啶醇为代表,抗幻觉妄想作用突出,镇静作用很弱,心血管及肝脏毒性小,但锥体外系不良反应较大。

近年来问世的非经典抗精神病药物通过平衡阻滞5-HT与D_2受体起到治疗

作用,不但对幻觉妄想等阳性症状有效,对情感平淡、意志减退等阴性症状也有一定疗效。代表药物有利培酮、奥氮平、喹硫平、氯氮平等。

精神分裂症药物治疗应系统而规范,强调早期、足量、足疗程的全程,一旦明确诊断应及早开始用药。药物应达到治疗剂量,一般急性期治疗期为2个月。有些患者、家属甚至医生担心药物不良反应往往采取低剂量用药,症状长期得不到控制,达不到应有的治疗效果,治疗应从低剂量开始,逐渐加量,高剂量时密切注意不良反应,门诊患者用药剂量通常低于住院患者,一般情况下不能突然停药。

维持治疗对于减少复发或再住院具有肯定的作用。每一次发作维持治疗1~2年,第二次或多次复发者维持治疗时间应更长一些,甚至是终生服药。维持治疗的剂量应个体化,一般为急性治疗期剂量的1/2~2/3。美国精神分裂症结局研究组的研究结论是,经典抗精神病药物维持治疗剂量不应低于300mg/日(以氯丙嗪折算),否则预防复发的效果会降低。非经典抗精神病药物维持剂量比急性期治疗量适当减少,但具体减少到何种程序,缺乏成熟的模式。

不管是急性期还是维持治疗,原则上单一用药,作用机制相似的药物原则上不宜合用。对于出现抑郁情绪、躁狂状态、睡眠障碍的患者可酌情选用抗抑郁剂、心境稳定剂、镇静催眠药、有锥体外系反应可合用盐酸苯海索(安坦)。

2.物理治疗

(1)无抽搐电休克治疗(MECT)。

(2)经颅磁刺激治疗。

3.心理治疗　心理治疗可以改善患者的精神症状,提高自知力,增加治疗依从性,也可改善家庭成员间的关系,促进患者与社会接触。

行为治疗可以改善患者某些精神症状,纠正某些功能缺陷,提高人际交往技能,保持社会功能。

家庭治疗可以使家庭成员,发现存在已久的沟通方面的问题,有助于宣泄不良情绪,简化交流方式,建立支持系统,提高治疗依从性,避免不良刺激,使患者早日回归社会。

4.康复治疗　康复治疗分为医院康复和社区康复两类,具体内容包括药物康复、社会心理康复,功能训练,全面康复,回归社会。

第二节　偏执型精神障碍

本组障碍的特点显示出一种或一整套相互关联的妄想,妄想往往持续终生。

妄想的内容变异很大,常为被害、疑病或夸大性的,但也可与诉讼或嫉妒有关;或表现为坚信其身体畸形,或确信他人认为自己有异味或是同性恋者。典型病例缺乏其他精神病理改变,但可间断出现抑郁症状,某些患者可出现幻嗅和幻味。清晰和持久的听幻觉(说话声)、精神分裂症性症状(如被控制妄想和明显的情感迟钝)以及脑疾病的确凿证据均与本诊断不相容。但只要不是典型的精神分裂症性幻听,并且只占临床总体表现的一小部分,则偶尔和短暂的听幻觉(尤其是老年患者)并不排除本诊断。起病常在中年,但有时可在成年早期(尤其是确信身体畸形的病例)。妄想的内容及出现时间常与患者的生活环境有关,如少数民族出现之被害妄想。除了与妄想或妄想系统直接相关的行为和态度外,情感、言语和行为均正常。

一、病因学

本病原因不明。起病年龄一般在 30 岁以后,女性偏多,未婚者多见。病前性格多具固执、主观、敏感、猜疑、好强等特征。一般认为本病是在个性缺陷基础上遭受刺激而诱发,由于自负和敏感,对所遭遇的挫折歪曲地理解而逐步形成妄想;而在妄想的影响下则容易与环境发冲突,反过来又强化其妄想。生活环境的改变如移民、服役、被监禁及社会隔绝状态,可能诱发妄想性障碍。老年人中出现的感官功能缺陷,如失聪、失明,也易伴发妄想症状。

二、临床表现

本病发展缓慢,多不为周围人所觉察而逐渐发展为一种或一整套相互关联的妄想,内容可为被害、嫉妒、诉讼、钟情、夸大、疑病等。妄想多持久,有时持续终身。一般很少或不伴有幻觉,也不出现精神分裂症的典型症状,如被控制感、思维被广播等。除了与妄想内容相关的异常情感和意向行为外,患者其他的个人行为基本没有损害,人格保持相对完整。病程和严重程度要求持续性病程,至少达 3 个月。社会功能严重受损和自知力丧失。如症状标准符合但病程不足时,则考虑急性短暂性精神障碍的诊断。

被害妄想往往与诉讼妄想相伴随。患者认为社会中存在针对他的恶势力,有计划地迫害他,为达目的不择手段、不惜代价。患者不断扩大自己的对立面,从最初的对手扩展到一个部门乃至整个社会,谁不相信他讲的话,谁就是被敌人收买了。为此患者会一次次、一级级上告,不达目的誓不罢休。

　　嫉妒妄想多见于男性。他们无端怀疑配偶的忠贞,千方百计搜集所谓证据,逼迫配偶"招供"、写"保证书",但所有这一切只会令情况更加恶化。有时患者会在妄想支配下产生伤害行为。

　　钟情妄想多见于未婚中年女性。她所认定的爱人多具有较高的社会地位、名声,也有妻室。患者坚信对方通过各种暗示传达爱意,并认为只有自己才能给对方带来真正的幸福。

三、诊断与鉴别诊断

　　妄想是最突出的或唯一的临床特征,妄想存在必须至少 3 个月,必须目前为患者的个人观念,而非亚文化观念。可间断性地出现抑郁症状甚至完全的抑郁发作,但没有心境障碍时妄想仍持续存在。不应存在脑疾病的证据;没有或偶然才有听幻觉;无精神分裂症性症状(被控制妄想,思维被广播等)的病史。

　　包含:偏执狂、偏执性精神病、偏执状态、妄想痴呆(晚发性)、关系妄想。

　　不含:偏执型人格障碍、心因性偏执性精神病、偏执反应、偏执型精神分裂症。

四、治疗和预后

　　研究显示偏执性精神障碍一般不会导致人格严重受损或改变,但妄想情况可渐进发展。大多数患者可以继续工作。

　　治疗的目的是建立有效的医患关系,防止问题复杂化,如经评定患者有危险性,须予住院治疗,尽管有时抗精神病药物可以抑制症状,但尚无充分数据表明存在一种针对性药物。治疗的长期目的之一即是将患者的思绪从妄想中转移到更有建设性,更令人愉快的领域。这一目的虽然非常合理,但实践起来有一定的难度。

　　1.药物治疗　以抗精神病药物治疗为主。如患者拒绝或不配合治疗,可以选择长效制剂注射治疗。如果妄想已造成患者严重的攻击行为和社会功能的丧失,或危及到社会和他人的安全时,应住院治疗。抗精神病药物的使用应从小剂量开始,逐渐增加至治疗量,尽可能单一用药,疗程要长,至少 2 年,甚至终身服药。

　　(1)第一代抗精神病药物:第一代抗精神病药物在偏执性精神障碍的治疗中均可使用。常用的药物有氯丙嗪(治疗剂量 200~600mg/d)、奋乃静(治疗剂量 20~60mg/d),氟哌啶醇(治疗剂量 6~20mg/d)。也可使用长效制剂,如氟哌啶醇癸酸酯(治疗剂量 50~150mg,每 2~4 周肌肉注射 1 次)。

（2）第二代抗精神病药物：目前第二代抗精神病药物常作为本病的首选药物，临床上常用的有氯氮平（治疗剂量 200～600mg/d），利培酮（治疗剂量 2～8mg/d），奥氮平（治疗剂量 5～20mg/d），喹硫平（治疗剂量 300～750mg/d），阿立派唑（治疗剂量 10～30mg/d）。齐拉西酮（治疗剂量 80～160mg/d），氨磺比利（治疗剂量 400～800mg/d）。使用氯氮平时应注意监测血白细胞。

2.其他治疗　个人的支持性心理治疗和家庭治疗在妄想性障碍的治疗中是有必要的。对那些症状非常严重且对药物疗效不佳的患者可采用电抽搐治疗。

第三节　分裂情感性精神障碍

　　分裂情感性精神障碍是指一组分裂性症状与情感症状同时存在又都表现突出，常有反复发作的重症精神病。其特点是同一次发作中两组症状多很明显，在病程中同时存在至少 2 周以上，并且出现与消失时间较接近，至多相差几天。分裂性症状为幻觉、妄想和思维障碍等阳性精神病性症状，情感症状则为躁狂或抑郁。本病是 Kasanin(1933 年)首先提出，一般认为该病多发生于青少年，起病多数较急，病程多为间歇性发作，缓解良好。对本病的属性尚无统一的意见，国内外学者存在着不同的看法，认为是精神分裂症或情感性精神障碍的一个变异，或是两种疾病的混合状态或中间状态，或有别于精神分裂症或情感性精神障碍的第三种精神病。但国际的诊断分类系统都将列入其他精神障碍。

【诊断标准】

1.临床表现

（1）起病较急，发病可存在应急诱因。病前个性有明显缺陷，部分患者可有分裂症、躁狂症家族史。

（2）发病年龄以青壮年多见，女性多于男性。

（3）病程呈间歇发作，症状缓解后不留明显缺陷。

（4）具有典型的抑郁或躁狂症状，同时具有精神分裂症症状。

2.分型

（1）分裂情感性障碍——躁狂型：在疾病的同一次发作中分裂性症状和躁狂症状均突出。心境异常的形式通常为高涨或易激惹，伴自我评价增高和夸大观念。分裂性症状可表现为夸大或被害妄想、思维被广播、被洞悉或被控制体验。常常伴有广泛的行为紊乱。

（2）分裂情感性障碍——抑郁型：在疾病的同一次发作中分裂性症状和抑郁症

状都很突出。抑郁心境通常表现为迟滞、失眠、无精力、食欲或体重下降、兴趣下降、注意集中困难、绝望或自杀观念。同时存在着典型的精神分裂症症状。

(3)分裂情感性障碍——混合型:精神分裂症症状与混合型双相情感性障碍同时存在。

3.ICD 10分裂情感性精神障碍诊断标准

(1)该障碍具有一条符合情感性精神障碍中度或重度标准。

(2)下列症状中必须有一条至少在两周内明确存在。

1)思维鸣响,思维被插入或被广播。

2)明确涉及身体或四肢运动,或特殊思维、行动或感觉的被动影响,被控制或被害妄想。

3)幻听,评议患者的行为,或来自身体的某个部位。

4)与文化不相称和完全不可能的持续性妄想。不仅仅是夸大或被害。如到另一个世界出访,通过呼吸能控制云彩,不说话能与植物或动物交流。

5)明确的语言不连贯或词语新作。

6)间歇性但经常出现紧张感行为如作态、蜡样屈曲和违拗。

(3)必须在疾病的同一发作或至少在发作的部分时间出现(1)与(2),两者在临床相中必须明显。

如果一个患者在不同发作中分别表现以分裂性症状或情感性症状为主要临床相,仍按每次发作的主要临床相作出各自的诊断。

4.鉴别诊断　与分裂情感性精神障碍鉴别的疾病有:伴有抑郁或情感障碍的精神分裂症、伴有精神病性症状的情感障碍和器质性精神病。

(1)精神分裂症伴发抑郁症状:此种情况经常发生,特别是精神分裂症早期或症状缓解期往往会伴有抑郁情绪。精神分裂症早期出现抑郁症状可能继发于阳性症状或本身就是精神分裂症临床症状的一部分。特点是精神分裂症症状明显而又突出,占主要临床相,如大量评论性幻听、荒谬离奇妄想或思维形式障碍、意志活动受损等,而抑郁症状处于次要地位,患者对抑郁症状缺乏体验,认知能力差。除此之外患者还存在精神分裂症阴性症状或缺损症状,症状持续时间较长,恢复缓慢且不完全,药物治疗效果差。缓解期出现抑郁情绪特点是阳性症状大部分消失患者自知力恢复良好,抑郁往往与心理社会因素有着密不可分的联系。大量神经阻滞剂使用亦可引起药源性抑郁应注意鉴别。

(2)精神分裂症伴发躁狂症状:情绪状态较高的精神分裂症不同于分裂情感性障碍,其特点是情感和意志紊乱,情感活动不协调,行为活动愚蠢做作,同时思维障碍往往也很突出。精神分裂症的情感症状常使检查者觉得荒诞可笑，不能引起愉快的共鸣。情感症状控制后精神分裂症其他症状仍继续存在。

(3)伴有精神病性症状的躁狂发作：伴有精神病性症状的躁狂发作有时与分裂情感性精神障碍——躁狂型鉴别较困难。患者的主要临床相往往是典型躁狂症状，因此在情感高涨或易激惹等基础上可出现自我评价过高，夸大观念可达妄想程度。一般来说不会出现精神分裂症核心症状，情感症状消失精神病性亦消失。

(4)伴有精神病性症状的抑郁发作：伴有精神病性症状的抑郁发作需要与分裂情感性障碍——抑郁型相鉴别。前者抑郁症状突出且占主要临床相；而精神病性症状多为罪恶、贫穷、疾病和虚无妄想，一般无精神分裂症的核心症状。

(5)器质性精神病：这类疾病可同时出现情感症状和分裂性症状，表现可类似于分裂情感性精神障碍，但由于具有特殊的器质性症状如智能障碍、意识障碍及人格方面改变等，同时实验室检查、辅助检查能提供诊断依据，因此不难鉴别。一些兴奋性药物可使患者出现偏执症状和情感症状，撤药后出现抑郁。要注意询问服药病史，与分裂情感性障碍鉴别。

【治疗原则】
一般为锂盐合并抗精神病药治疗，还可根据症状类型选用抗抑郁药、抗躁狂药及抗精神病药。对于分裂性情感性精神障碍双相型的患者可应用锂盐、卡马西平、丙戊酸盐治疗。如单一用药效果不好，可考虑联合用药。必要时考虑电休克治疗。

1.分裂情感性躁狂的治疗 合并或单独使用抗精神病药物和情感稳定剂。情感稳定剂见表5-1。

【常用药物】
见表5-1。

表5-1 治疗分裂情感性躁狂的情感稳定剂药物

药名	适应证	禁忌证	剂量和疗程	不良反应和处理
碳酸锂	治疗双相障碍的躁狂发作、抑郁发作、混合状态，分裂情感性精神病	有严重心肾疾病、电解质紊乱、严重感染、甲状腺功能低下、脱水、低钠饮食者禁用	起始剂量 0.75g/d，分 3 次，根据血锂浓度和服药反应逐渐加量。治疗剂量 0.75~2.0g/d，分 3 次，维持量 0.75~1.5g/d	恶心、呕吐、口干、便秘、视力模糊、排尿困难，心动过速、直立性低血压等。

续表

药名	适应证	禁忌证	剂量和疗程	不良反应和处理
卡马西平	具有抗躁狂作用,适用于急性躁狂发作和躁狂症维持治疗	孕妇、哺乳妇女有严重心、肝、肾功能不全者、心律失常、造血功能障碍者禁用	起始剂量 100～150mg/d;治疗量 1000mg/d,分 2～3 次服	神经系统主要为眼震、眩晕、视物不清共济失调等,可出现恶心、呕吐、口干、便秘等消化道症状,房室传导阻滞等
丙戊酸钠	对双相心境障碍、伴有焦虑的躁狂症、快速循环躁狂、锂盐治疗无效的躁狂有效	孕妇禁用	开始剂量 0.2～0.4g/d,每周逐渐增加至最大量 1.6g/d,分 3～4 次口服	常见胃肠道反应,恶心、呕吐、厌食
丙戊酸镁	可用于治疗双相情感障碍的躁狂发作	白细胞减少与严重肝脏疾病者禁用	抗躁狂,起始剂量 400mg/d,分 2～3 次,治疗计量 600～1200mg/d,最高剂量不超过 1.6g/d	常见有恶心、呕吐、畏食、腹泻等。少数可出现嗜睡、震颤、共济失调、脱发、异常兴奋与烦躁不安等

　　2.分裂情感性抑郁的治疗　一般认为,抗精神病药物和抗抑郁药物合并使用,对精神病性抑郁是一个可供选择的方案。

【常用药物】

见表 5-2。

表 5-2　分裂情感性抑郁的治疗药物

药名	适应证	禁忌证	剂量和疗程	不良反应和处理
阿米替林	主要用于治疗激动性抑郁症状	有严重心脏病、青光眼、尿潴留、前列腺肥大者禁用	起始剂量 75mg/d,一日 2～3 次,逐渐增至 150～250mg/d,困难,一日 3 次,最高剂量 300mg/d,维持量 50～150mg/d	口干、便秘、视力模糊、排尿心动过速、直立性低血压等

药名	适应证	禁忌证	剂量和疗程	不良反应和处理
马普替林	用于迟缓性抑郁症、激越性抑郁症	对本品过敏、急性心肌梗死癫痫或有惊厥史患者禁用	起始剂量 100 ～150mg/d,可渐增至225～300mg/d,分 2～3 次服。长期用药维持量为 75 ～150mg/d	口干、便秘、视力模糊、心动过速、低血压、头晕、震颤、睡眠障碍、皮肤过敏,偶可诱发躁狂
氟西汀	治疗抑郁症状	对本品过敏;孕妇、哺乳期妇女或同时服用单胺氧化酶抑制剂药患者禁用	每日服 20mg,一日 1次。常用治疗剂量范围为 20～40mg/d,最高用量不超过60mg/d	治疗初期常见恶心、厌食、腹泻、失眠、震颤、焦虑等,继续治疗逐渐适应
帕罗西汀	各种抑郁症。对强迫症、广泛性焦虑、惊恐障碍、社交焦虑障碍、创伤后应激障碍等有显著疗效	对本品过敏;同时服用单胺氧化酶抑制剂药患者禁用	起始计量 20mg/d,常用治疗剂量范围为 20～40mg/d,最高用量不超过60mg/d	口干、腹泻、恶心、呕吐、消化不良、射精延迟
舍曲林	主要治疗抑郁症、强迫症	对本品过敏;严重肝肾功能不全;同时服用单胺氧化酶抑制剂药患者禁用	治疗剂量 50 ～100mg/d, 最高200mg/d	口干、便秘、恶心、呕吐、食欲不振、头痛、眩晕、震颤、乏力、嗜睡
氟伏沙明	种类型抑郁症、焦虑症状	对本品过敏;同时服用单胺氧化酶抑制剂药患者禁用	常用治疗剂量为 100～ 200mg/d, 最高300mg/d	恶心、呕吐常见,偶见嗜睡、眩晕、头痛、失眠、紧张、消化不良等

药名	适应证	禁忌证	剂量和疗程	不良反应和处理
文拉法辛	各种抑郁症	对本品过敏;同时服用单胺氧化酶抑制剂药患者禁用	开始剂量为一次25mg,一日2~3次,数周后逐渐增至日75~225mg,分2~3次口服,最高量为375mg/d	常有消化道症状恶心、口干、厌食、呕吐等,神经系统可出现头晕、嗜睡、多梦,性功能异常
曲唑酮	治疗抑郁症	对本品过敏及严重的心脏病患者禁用	起始剂量为50~100mg/晚,逐渐增加,治疗剂量为150~300mg/d,最高用量400mg/d	嗜睡、头晕、头痛、乏力、震颤、口干、视物模糊、恶心、呕吐、直立性低血压等。偶有粒细胞减少、皮疹
西酞普兰	各种类型抑郁症、焦虑症状	对本品过敏;同时服用单胺氧化酶抑制剂药患者禁用	常用治疗剂量为20~40mg/d。最大量为一日60mg	轻微、短暂。常见恶心、多汗、头痛、睡眠障碍
艾司西酞普兰	各种类型抑郁症、焦虑症状	对本品过敏;同时服用单胺氧化酶抑制剂药患者禁用	起始剂量10m/d;一周后可以增至20mg/d	少而轻微。主要为恶心、失眠、乏力、嗜睡、多汗等,继续治疗可自行缓解。

第四节　急性短暂性精神病

指一组起病急骤,以精神病性症状为主的短暂精神障碍,又称急性短暂精神病性障碍(F23)。多数患者能够缓解,因此预后通常良好。这组疾病包括分裂样精神病、旅途性精神病、妄想阵发等。

一、疾病的临床特征

(一)分裂样精神病

分裂样精神病的概念由 Langfeldt 于 1939 年首次提出,指一组症状与典型的精神分裂症相同但病程未达到诊断标准要求的精神障碍。病程标准在诊断这类障碍中显得非常重要,但不同的诊断体系要求却颇为悬殊,有的要求 1 个月以内、有的要求在 6 个月以内,我国目前对这一概念的描述是病程不足 1 个月,或者社会功能受损不明显,但具有精神分裂症明显症状的精神病性障碍。照此定义,该症的临床意义更像是作为一过度诊断,或者是精神分裂症的早期阶段。但也有人认为其是"急性精神分裂症"或"预后良好的精神分裂症"。

据国外报道,该病的终身患病率约 0.2%,年发病率为 0.01%。其中 2/3 的病例发展成为精神分裂症或者分裂情感性精神病,约 1/3 可在数月内经过治疗缓解或一直未达到分裂样的程度。

与精神分裂症相比,该病患者病前的社交、职业社会等功能较好,起病也较急。其临床特点包括分裂症的各种症状,如特征性的思维联想障碍、情感不协调、言语行为紊乱、幻觉、妄想及紧张症状群等。疾病过程中患者的社会功能或职业功能可以不受明显影响,但也可以在某些方面出现缺损。患者可表现出某些心境障碍的症状,但遗传学研究表明其与分裂症之间的联系明显超过与心境障碍的联系。

多数患者仅有 1 次发病,但该病也可以多次发作,发作之间可以出现缓解完全或不完全的间隙期,但每次发病均不超过 1 个月。

(二)旅途性精神病

以一过性精神病性症状为常见的临床相,因该病的防治具有特殊性,故我国的诊断标准中将其单独分类,以利于开展相关研究。国际上主要的分类系统(如ICD、DSM)中均没有此诊断。

该病均发生于旅途之中(少数可紧接在旅途结束时发病),起病突然。以长途火车旅行最为多见,也见于远洋航海,洲际航空以及长途汽车的旅行中或刚刚结束旅行时。患者多为青壮年男性,多生活于边远农村,首次出远门者多见。发病率和患病率资料不详。发病与精神刺激、躯体状态及环境因素等综合作用有关,其典型的心理社会因素包括初次出门,对目的地陌生,前途未卜,或旅途单调枯燥,不安全感等;病前人格特质可能也与发病有关。

该病的发生也与环境因素密切相关,这些环境因素包括过度超载、活动空间受限、通风不良、颠簸摇晃、气压变化、温度湿度异常、供水不足、照明缺乏等。

躯体状态如体质虚弱、过分疲劳、慢性缺氧、水电解质紊乱、酸碱失衡或原有慢性躯体疾病等也是诱发因素。

该病的一过性精神表现常见的有意识模糊,定向力部分障碍;恐惧性的错觉及幻觉;被追踪、被监视的猜疑以及被害妄想;情感异常如紧张性惊恐发作等;冲动性攻击伤害行为;事后不能回忆或者大部分遗忘。病程短者,上述症状仅持续数小时,有的也可持续1周左右,多数可自行缓解。

(三)妄想阵发

又称急性妄想发作,以突发的妄想为主要临床相,可伴有幻觉及言语行为紊乱,但不如妄想症状那么突出,而且其内容紧密围绕妄想信念。起病急骤,缓解彻底,但可以复发,预后一般良好。

该病大多起病于青壮年,儿童或老人少见。病前人格多无特殊异常,且发病前多无明显心理社会应激诱因或躯体诱发因素。起病突然,数日内迅速达到高峰,部分病例数小时内症状就趋明朗。临床上以妄想为主要症状,妄想结构较偏执性精神障碍者松散,且内容变幻不定,类型多种多样,可为被害、夸大、嫉妒、宗教妄想等。发作时可出现迷惑、恍惚等,部分患者可表现得似乎既生活在现实世界、又生活在妄想世界中,但他们并没有意识障碍。发病期间可伴有错觉及短暂的幻觉,以幻听多见,偶见人格解体,这些症状均可以从其妄想信念加以解释。可伴有兴奋激越、欣快喜悦或忧郁焦虑等情感体验。言语行为紊乱也常是妄想的支配,少数病例可出现紧张症状群。发作时患者对病态表现缺乏批判能力,社会功能严重受损,难于接触,不能自理生活,有些病例可出现暴力攻击或其他危险行为。明显的妄想症状一般持续数小时到数周,持续病程一般不超过3个月。常易复发,但对症处理后可较快缓解,一般预后良好。

二、诊断和鉴别诊断

根据CCMD-3,诊断急性短暂性精神病需符合下列条件。

1.症状标准　存在精神病性症状,符合下列1项以上。

(1)片断妄想或多种妄想。

(2)片断幻觉或多种幻觉。

(3)言语紊乱。

(4)行为紊乱或紧张症。

2.严重标准　日常生活、社会功能严重受损或给别人造成危险或不良后果。

3.病程标准　符合症状标准和严重标准至少已数小时到1个月。

根据此诊断标准进行理解,分裂样精神病即使有多次发作,无论总病程多长,仍宜诊断为分裂样精神病,而不是根据总病程长短去"进位",多次发作后就改变诊断为精神分裂症。需与下列疾病进行鉴别。

1.癫痫精神运动性发作　可出现与本类障碍的类似临床表现,根据过去癫痫发作史、EEG 检查进行鉴别。

2.精神活性物质或非成瘾物质所致精神障碍可　出现上述精神病性障碍,因此病史调查要细致,如发现有相应背景,首先要进行排除。

3.脑器质性和躯体性精神障碍　可出现意识障碍和精神病性症状,进行必要的病史了解和检查,有助于鉴别。

三、治疗

1.精神药物治疗　精神病性症状明显时,必须使用抗精神病药物,如氯丙嗪、奋乃静、氟哌啶醇、氯氮平等,其他新型抗精神病药也适用。由于该类疾病起病急骤、病程短暂,所以以选用起效迅速、作用强烈的药物为合适,必要时采用注射用药。妄想阵发有发作性特点,所以在一定时期内给予维持治疗有时必须;使用卡马西平等药物是否能防止复发,有待探索。苯二氮䓬类药有镇静及改善睡眠效果,可以合并抗精神病药同时使用。有抑郁症状者可用抗抑郁剂。

2.心理治疗　尤其对于旅途性精神病适用,因为该病发作常有较多的环境、心理因素存在。

第六章　神经症、癔症、应激相关障碍

第一节　恐怖性神经症

恐怖症或称恐怖性神经症,是以恐怖症状为主要临床相的神经症。患者对某种特定的客体或处境或与人交往时而发生强烈恐惧,并力图采取回避方式来解除这种焦虑不安。其特征为:

1.患者对某种场合存在的客体发生强烈恐惧,明知过分、不合理、不必要、又无法控制,伴有明显的焦虑不安及自主神经症状。

2.一定有回避行为,愈是回避说明病情愈重。

3.因为要回避则常影响正常的生活。

【临床表现】

恐怖症的表现有多种形式,但常见的指对物体、场所及社交等方面的恐怖。

1.单纯性恐怖症　是恐怖症中最常见的一种类型,儿童时期常见。成人如对动物的恐怖常来自童年时代,可表现为害怕特定的物体或进入特定的处境,如对蜘蛛、蛇或高处、黑暗、幽闭、空旷处、雷雨等发生恐怖。对动物的恐怖也叫动物恐怖症。如对雷雨的恐怖者,不仅雷雨时变得恐怖,而且对可能发生雷雨的天气,如阴天,湿度大时也可能感到强烈的焦虑不安,甚至为了消除焦虑而主动离开这个地方,以避免雷、雨的情景发生。

2.广场恐怖症　也叫聚会恐怖症。不仅指对一些空旷的广场和人员稀少的街上和商店感到恐怖,而且对公开场所也发生恐怖,有时感到在人群聚集的地方,担心不易很快离去,或无法求援的焦虑。这种地方包括公共汽车站、火车站、书店和超市以及理发店和大街上、剧院和电影院当中的任何一排的座位而不能迅速离开的地方。患者常常害怕到公共场所,害怕自己当众晕倒或被众人注视。由此,这类患者常喜欢呆在家里不敢出门,免得在公共场所感到焦虑不安。

3.社交恐怖症　较上述两类型少见。主要在社交场所感到害羞、局促不安、尴尬、笨拙、迟钝,怕成为人们耻笑的对象,进一步影响他的姿势或操作。因此这类患者不敢在公共场所讲话或书写、吃饭。常见的有视线恐怖、赤面恐怖、表情恐怖和自臭恐怖等等。所谓视线恐怖主要指患者感到自己的视线里可能包含一种自己不能容忍的含义,如感到自己的目光里有色迷迷的含义,或者包含有贪婪、谗等的意思,因此患者感到害怕被人误解而不敢与别人的视线接触。或者感到别人的目光犀利、逼人而不敢与别人的目光对视。赤面恐怖指在社交场合感到脸红,从而不敢与人交往。而表情恐怖是指在公共的场合感到自己的表情、姿势不自然,害怕被别人看出来而回避与人交往。自臭恐怖则是指感到自己的身体可能有一种别人不喜欢的气味而回避与人交往。以上都是社交恐怖症的亚型。

【诊断与鉴别诊断】

1.符合神经症的诊断标准。

2.以恐怖为主要临床症状,符合以下各点。

(1)对某些客体或处境如对动物、尖锐利物,或高处、广场、闭室、拥挤、与社会交往等有强烈恐怖,恐怖的程度与实际危险不相称。

(2)发作时有自主神经症状。

(3)有回避行为。

(4)知道恐怖过度不合理、不必要,但无法控制。

【治疗】

1.心理治疗　重点要鼓励患者面对现实,发挥主动性,树立战胜疾病的信心,配合医生的要求进行训练,使患者容易接受行为疗法,并坚持下去,最终获得成功。

行为疗法是治疗本病的最重要的手段,常用的方法如系统性脱敏,暴露或冲击疗法、肌肉松弛训练等。如1例患者害怕传染病,因而不敢走近传染病院,医生可逐渐陪同患者一起走进传染病院,经过多次反复训练,恐怖症状会有明显改善。除此之外,对于神经症的一切整合性心理治疗也适用于恐怖症的患者,如对患者的人本主义心理治疗、人际心理治疗等等技巧都适用于恐怖症的患者。

2.药物治疗　抗焦虑药和抗抑郁剂常用于治疗恐怖症,其疗效主要在于解除焦虑和抑郁。单胺氧化酶抑制剂可以减轻广场恐怖症状,但停止服用则有较高的复发率;三环类抗抑郁剂具有同样的效应和复发率;五羟色胺再摄取抑制剂也可用于恐怖症的治疗。所以药物治疗只是一种暂时的效应。在行为疗法未进行之前,有人用氯丙咪嗪或阿普唑仑治疗恐怖症,有一定疗效。

第二节　强迫性神经症

强迫性障碍,即强迫性神经症,又称强迫症,是指一种以反复出现的强迫思维和(或)强迫动作或仪式行为为主要临床特征的神经症性障碍。强迫障碍者体验到强迫思维或动作是自己的,是自己主观活动的产物,但又不是患者自己所期望的,也非患者自己所能接受的,所以患者必须采取对策来加以有意识地抵抗,自我强迫与反强迫同时出现;为此患者感到痛苦,对症状有自知力,主动求治。

【诊断标准】

1.症状标准　以强迫症状为主,至少有下列 1 项。

(1)以强迫思维为主,包括强迫观念、回忆或表象,强迫性对立观念、穷思竭虑、害怕丧失自控能力等。

(2)以强迫行为(动作)为主,包括反复洗涤、核对、检查,或询问等。

(3)上述的混合形式。

2.严重标准　社会功能受损或自我感到痛苦。

3.病程标准　符合强迫症状标准连续存在 2 周以上(CCMD-3 要求 3 个月)。

4.排除标准　排除其他精神障碍的继发性强迫症状,如精神分裂症、抑郁症,或恐惧性焦虑障碍等;排除脑器质性疾病特别是基底节病变的继发性强迫症状。

【治疗原则】

强迫性障碍的治疗包括心理治疗、精神药物治疗和精神外科治疗。

1.心理治疗　最常用的心理治疗是认知行为治疗。证据显示,能够接受这种治疗的患者中大约有 70% 可获得疗效。约有 30% 的患者拒绝这种治疗。药物治疗可能有助于患者接受认知行为治疗。认知行为治疗的核心是暴露与反应阻止以及认知重组。对于混合性强迫症状患者可以选用认知行为治疗,对于只有强迫动作或仪式行为的患者主要以暴露与反应阻止技术治疗为主,对于只有强迫思维的患者,认知治疗是其主要的心理治疗手段。在对 OCD 患者的治疗中,家庭成员间的内部关系往往与患者的疗效和症状恶化或复发有密切的关系,家庭治疗也是非常必要的。

2.药物治疗　强迫性障碍的治疗药物主要以 5-HT 再摄取抑制剂为主。常用的药物有 TCAs 类药物氯米帕明和 SSRIs 类药物氟西汀、舍曲林、帕罗西汀、西酞普兰、氟伏草胺等。这些药物治疗对 50%~70% 的强迫性障碍患者有效,但不能完全消除强迫症状。氯米帕明抗强迫作用起效时间在 2~3 周,强迫症状明显缓解要在用药 8～12 周,治疗量 150～250mg/d。SSRIs 类药物因抗胆碱能和心血管不良反应小,又很少诱发癫痫,目前在临床上是治疗 OCD 的一线用药。

一般来说,强迫性障碍的药物治疗所需剂量较大,且显效较慢。一种药物治疗是否有效必须经过足量、10～12 周以上的治疗才能确定。药物治疗有效后需要长期维持治疗,一般推荐在 1 年以上。认知行为治疗联合药物治疗是 OCD 的理想治疗模式。

3.精神外科治疗　是强迫性障碍治疗最后迫不得已的选择。只有经过系统的心理、药物治疗,确实证明各种方法没有效果,而且 OCD 或其合并症给患者带来生命威胁,或严重的功能障碍,或严重的精神痛苦时才考虑选择这种治疗。目前主要的方法有传统意义上的内囊毁损、扣带回白质切除术和近年来新发展起来的深部脑刺激技术。

第三节　焦虑性神经症

焦虑症又称焦虑性神经症,以焦虑、紧张、恐惧的情绪障碍,伴有自主神经系统症状和运动不安等为特征,并非由于实际的威胁所致,且其紧张惊恐的程度与现实情况很不相称。临床上分为广泛性焦虑症和惊恐发作两个亚型,而惊恐发作又称急性焦虑发作。

【临床表现】

(一)广泛性焦虑症

又称慢性焦虑症,占焦虑症的 57%。主要临床症状表现如下。

1.精神性焦虑　表现为客观上并不存在某种威胁或危险和坏的结局,而患者总是担心、紧张和害怕。尽管也知道这是一种主观的过虑,但患者不能控制使其苦恼。患者提心吊胆,有的甚至惶恐不可终日。此外尚有易激惹、对声音过敏、注意力不集中、记忆力不好,由于焦虑常伴有运动性不安,如来回踱步,或不能静坐。常见患者疑惧,两眉紧锁,两手颤抖,面色苍白,或出汗等。

2.躯体性焦虑　自主神经功能以交感神经系统活动过度为主,如口干、上腹不适、恶心、吞咽困难、胀气、肠鸣、腹泻、胸紧、呼吸困难或呼吸迫促、心悸、胸痛、心动过速、尿频、尿急、阳痿、快感缺乏和月经时不适或无月经,此外有昏晕、出汗、面色潮红等。

3.运动症状　与肌紧张有关。有紧张性头痛,常表现为项、背区的紧压感;肌肉紧张痛和强直,特别是背部和肩部;手有轻微震颤,精神紧张时更为明显。另外有不安宁、易疲乏、睡眠障碍,常表现为不易入睡,入睡后易醒,常诉噩梦、夜惊,醒后很恐惧,不知为何害怕。

(二)惊恐发作

又称急性焦虑症,据统计约占焦虑症的41.3%,故并不少见。急性惊恐发作时,常有明显的自主神经症状,如心悸(占92.3%),有剧烈的心跳、心慌、呼吸困难(占84.6%)、胸闷、胸痛、四肢发麻,甚至不能控制的发抖出汗。因此患者惊恐万分,似有濒死之感。有时害怕自己完全失去控制而精神失常,因之大声呼救者,不乏其人,据统计约有61.5%。发作时短则1~20min,长可达数小时,有时发作后可以卧床不起,数日后恢复。绝大部分人在惊恐发作时到医院的急诊室或急救中心就医,而到了医院做各种检查又没有可靠的器质性疾病的依据,症状也自然缓解。有的人一生中只数次发作,有的可以反复发作多次。有的教科书的版本将惊恐发作称之为"心脏神经症"或"心脏恐怖症",也有称之为"死亡恐怖"者。

【病程和预后】

据统计三分之一的患者,病程在半年至2年,三分之二的患者在2年以上。约有41%~59%患者能恢复或改善,多数焦虑症有较好的预后,少数预后欠佳。追踪观察发现女性患者、年轻、病程短、病前性格良好预后颇佳,反之预后不良。曾有人认为,有晕厥、激动、人格解体、癔症性格特征、轻生念头则预后欠佳。

【诊断与鉴别诊断】

(一)诊断标准

1.符合神经症的诊断标准。

2.以焦虑为主要临床相,常伴有自主神经功能障碍的表现,如头晕,胸闷、心悸、呼吸困难、口干、尿频、尿急、出汗、震颤和运动性不安等。

3.焦虑并非由实际威胁所引起,或其紧张惊恐程度与现实情况明显不相称。

(二)亚型诊断

1.广泛性焦虑

(1)符合神经症的诊断标准。

(2)以持续的广泛性焦虑为主要临床症状,症状符合以下两项:①经常或持续的无明显对象或固定内容的恐惧、紧张。②伴有自主神经症状或运动性不安。

(3)不符合因器质性疾病、恐怖症、强迫症、疑病症、抑郁性神经症等疾病所引起的焦虑,因有客观因素而引起相应的短暂性焦虑情绪也不能诊断此病。

2.惊恐发作

(1)符合焦虑性神经症的诊断。

(2)1个月内至少发作3次,或者首次典型发作后继之以害怕再发作的焦虑持续1个月。

(3)以惊恐发作症状为主要临床表现,症状符合以下4项:①在没有任何客观危险的环境下发作,以致发作不可预测。②两次发作的间歇期除了害怕再发作外,没有明显的症状。③发作表现为强烈的恐惧,伴有显著的自主神经症状,还往往有人格解体,现实解体,濒死恐怖,失控感等体验。④发作来得突然,10min内达到顶峰,一般总共不超过1h,发作意识清晰,事后能回忆发作的经过。

(4)排除恐怖性神经症、抑郁症等继发的惊恐发作。

【治疗】

(一)心理治疗

步骤如下。

1.首先引导患者认识疾病的性质为功能性而非器质性,是可以治愈的,以消除患者的疑虑。尤其在疾病的症状有所好转时,更要适时地解释疾病的性质。

2.部分患者有精神因素为诱因,则指导患者正确对待病因,进而去除病因。也就是引导患者正确面对矛盾、冲突和挫折。

3.尽量鼓励患者正确地安排工作、学习,患者不宜全休在家,否则更会焦虑不安。

4.如急性焦虑症,惊恐发作,则要指出反复发作原因往往与患者担心、害怕、焦虑有关。临床上见到,愈害怕发作则发作愈频繁,要增强患者治疗信心。

5.认知疗法。患有惊恐发作的患者,大多对自己的行为加以限制,因为害怕因劳累而突然死去,这是一种错误的认知。因此,在适当的治疗时间给予行为上的训练是十分必要的。用行为训练的事实来说明患者并没有器质性疾病,以转变患者的错误认知,对患者的治疗信心将是极大的鼓舞,对患者的行为的改善也十分有益。

(二)药物治疗

1.苯二氮䓬类　具有抗焦虑作用,对广泛性焦虑症疗效好,常用的有地西泮,一般5mg每日2次或3次。晚上睡眠不好,可用硝西泮、艾司唑仑或氯硝西泮,睡前服用,如系急性焦虑症在发作时尚可静注或肌注地西泮10mg。近来有人报告阿普唑仑0.4mg,每日3次,如果症状较严重,有报道阿普唑仑最大剂量用4mg/d,对急性焦虑发作有效。

2.抗抑郁药物　5-羟色胺再摄取抑制剂(SSRI)可以成功地阻止急性焦虑发作,文拉法辛和米氮平也有明显抗焦虑作用,易于控制焦虑。单胺氧化酶抑制剂对焦虑症伴有恐怖症状者有效,对急性焦虑发作效果好。

3.松弛疗法 常用于治疗的后一阶段,能改善轻度与中等程度焦虑,可用催眠的方法,特别是患者易接受暗示的,训练患者松弛。以后患者可自我催眠,强化松弛训练。瑜伽或气功、太极拳对某些患者也有效,这不仅达到松弛,且可减少紧张的生活,具有防治效应。

第四节 癔症

癔症或称歇斯底里,在目前的国际 ICD-10 诊断系统中已经没有这个名称,而称之为分离转换障碍。癔症是由于明显的心理因素,如生活事件,内心冲突或强烈的情绪体验,暗示或自我暗示等引起的一组病症。有些患者其疾病的发生,症状和病程与患者的病前性格特征有关。临床主要表现为感觉障碍,运动障碍或意识状态改变等而缺乏相应的器质性基础。其症状表现可具有做作,夸大或富有情感色彩等特点,有时可由暗示诱发,也可由暗示而消失,有反复发作的倾向。

【临床表现】

癔症症状复杂多变,但是主要分为转换型障碍、分离型障碍、躯体化障碍和其他形式障碍。分离型障碍是一种精神障碍,指不同精神活动之间的分离。转换型障碍是指某些被压抑的精神能量可以被转换为躯体障碍,而且一旦躯体症状出现,其精神症状就消失或褪色。躯体症状的出现是以疾病获益为目的的。

(一)分离型障碍

1.意识障碍 常为意识活动的狭窄,意识朦胧状态,或昏睡。后者表现为呼之不应,推之不动,四肢发硬,僵卧于床,可见双目紧闭,眼睑颤动,所谓癔症性木僵,动其肢体有抗力,强行张开其眼,可见眼球迅速偏向一侧,有回避医生检查的目的。意识朦胧状态,患者情感丰富,表情生动,情感夸张,赋予表演色彩,说话的内容多与精神创伤有关。患者分离型障碍的其他表现形式多与意识改变状态相联系。

2.情感暴发 常在精神刺激后急性起病,表现为情感的尽情发泄,如号啕痛哭,或时而大笑,或笑而不止,大吵大闹,撕衣服,捶胸顿足、以头撞墙,或在地上打滚,其发作的时间的长短可受周围环境的变化而变化。

3.遗忘 常表现为在发作后的局限性或阶段性遗忘。遗忘的事情可以是发作前的某一段时间内的生活事件,也可以是整个生活经历被遗忘。持续的时间可长可短。用于满足心理防御机制的需要。这种遗忘的特点是遗忘过于广泛和持久,难以用一般的遗忘规律或有意地伪装来解释,多为不愉快的体验。

4.神游症　不仅记忆丧失,且从原地出走,到处漫游,当发现时则否定其经历,甚至否认其身份。

5.癔症性痴呆　又称假性痴呆。给人的印象好像是广泛性的智力损害,即使最简单的加减运算也错误百出,但是这些错误又与正确的答案相近,3＋2患者可能回答是6,而不是100,有时其举止言行像儿童,因此也叫童样痴呆,有"擦边而过的感觉",又叫 Ganser 综合征。这种痴呆不应与抑郁性痴呆相混淆。

6.身份识别障碍　也叫双重人格。患者有时以不同的身份出现,当一种身份出现时,另一种身份则被遗忘。每一种"人格"和"身份"都有其独特的个性、行为和态度,且新身份的人往往与原来的本来身份形成鲜明的对照。有时患者可以出现两种以上的人格,也称多重人格。

7.其他分离型癔症　如中国农村的"鬼神附体"患者可以以死人的身份说话,也可以称之为身份识别障碍。

8.癔症性精神病　有明显的精神创伤,常急性起病,有意识障碍,常表现为意识朦胧、意识模糊和意识范围狭窄等。可有片段的幻觉妄想,但常与其精神创伤有关。病情呈发作性,有间歇期,而且间歇期如常人,病情缓解完全。

9.分离性木僵　表现为随意运动和言语的减少和缺失,同时对声、光、电的反应也明显的减少和缺失,但保留有正常的肌张力、静态姿势和呼吸。

(二)转换型障碍

转换反应是受压抑的心理冲突的作用,向躯体症状的转变,转换反应的症状是突出的象征性表达,其目的是疾病获益。

1.感觉障碍　包括感觉过敏、感觉缺失和感觉异常。常见的有偏侧肢体麻木,以正中线为界,其症状与神经解剖基础不符。

2.癔症性失明　在精神因素的刺激下,可突然感觉双目失明,但对光反应敏感,无眼器质性疾病的证据。有的患者的视野呈同心型缩小,也称管状视野。

3.癔症性耳聋　在强烈的精神因素作用下,突然失去听力,但缺乏器质性疾病的依据,如突然来自背后的声音可以引起瞬目反应,睡眠中可以被叫醒。

4.癔症性抽搐　常在心理因素作用下诱发,表现为突然的倒下,全身僵直,四肢可呈不规律的抽搐和抖动,呼吸急促,呼之不应。此时,患者可伴有表情痛苦等内心体验,如强行睁开眼睛,可见患者眼球向上或左右移动,患者每次发作可达10～20min,或者长达1～2h。

5.癔症性瘫痪　以单肢瘫、偏瘫和截瘫多见。常有明显的心理和躯体诱因,如外伤、手术后等等。瘫痪的程度可轻可重,呈迟缓性,轻者可活动但无力,重者不能活动。有的患者卧床时并无明显的瘫痪,但不能站立和行走。客观检查不符合神经损害的体征,无病理性反射。

6.癔症性失音　并不伴有唇、舌、腭等发音器官的障碍。患者不言不语,常常用手式和书写来表达思想,但可正常咳嗽,声带检查正常。

7.癔症性震颤　表现为粗大的、不规则的全身性抖动。注意力集中或别人看到时症状明显加重,反之则减轻。

8.流行性癔症　分离型癔症和转换型癔症都可以发生在一组人群中,呈集体发作,多发生于女性。发病前多有某地发生某种严重疾病的讹传,由某位暗示性高的人首先发病,然后人群中注意健康的人陆续发病。症状可以多种多样,照例与器质性疾病的神经损害不符。

【诊断】

对癔症诊断时应十分慎重,因它可模拟许多疾病的症状,必须在充分了解癔症的病因、症状特点、病情经过的基础上,经过详尽的体格检查、神经系统检查及必要的特殊检查后,全面的分析,最后才能做出诊断。根据 CCMD-3-R,诊断要点如下。

1.有心理社会因素作为诱因。

2.表现有下述情况之一

(1)分离型障碍。

(2)转换性运动和感觉障碍。

(3)其他癔症形式,

3.症状妨碍社会功能。

4.有充分根据排除器质性病变和中毒所致的类似障碍。

【亚型诊断】

(一)分离型癔症

1.以意识、情绪、记忆、智能或身份识别等精神障碍为主要临床表现并至少符合下述诊断标准中之一。

(1)发作有利于患者摆脱困境,发泄情绪获取别人同情,得到支持或补偿等。

(2)有自我诱发机制。

(3)症状和病程受环境或暗示的影响。

2.妨碍社会功能。

3.起病急、过去有类似发作,或病程在 3 个月以上。如果首次发作即诊断为癔症者,症状表现则应该十分典型,依据应十分充分。

4.不符合任何其他一种精神障碍的诊断标准。

(二)转换型癔症

1.符合癔症的诊断标准。

2.以各种感觉、发音、运动等躯体功能障碍为主要临床表现,以上功能障碍具有暗示性和做作夸张色彩。

3.符合下述项目中至少两项

(1)对症状漠不关心,但感情生动丰富。

(2)缺乏康复的愿望和行动。

(3)症状在催眠状态(包括药物引起的半睡状态)下完全消失。

(4)暗示治疗可使症状完全消失。

(5)症状有明显的夸大成分。

(6)症状随处境或周围人的态度有明显变化。

(7)以往有癔症发作史。

4.症状明显妨碍社会功能。

5.有充分根据排除器质性原因所致的类似障碍。

【治疗】

癔症治疗以下列几种疗法为主。

(一)心理疗法

是治疗癔症的首要方法。

1.**支持性心理治疗**　因为这类患者,常深信患有严重疾病或会像精神病那样,加之家属的紧张如言行不当,常使患者的病情恶化,故要非常关心患者,同情患者,了解病史,体格检查要详尽仔细。通过检查,可排除器质性疾病,又可取得患者和家属信赖,这样才能利于精神疗法的成功,是促进疾病治疗的决定性因素。让患者知道,所患疾病其本质是功能性而非器质性,是可以治愈的。

2.**精神分析疗法**　是癔症对因治疗的根本方法。主要是通过精神分析的具体方法,引导患者把压抑到无意识的内心冲突提到意识层,引导患者意识到现实中的矛盾、冲突、挫折是客观存在的,只有通过意志的努力,直接面对,才有可能解决矛盾和挫折,任何压抑的态度不但不能使问题得到解决,反而使问题复杂化,是一种消极的态度。具体的方法有疏泄、释梦和阐释等等。

(二)对症治疗

包括暗示疗法、药物、理疗等。

1.**暗示疗法**　是消除癔症症状特别是癔症性感觉障碍,如失听、失明,癔症性运动障碍如瘫痪、失语等的有效疗法。有普通催眠暗示和药物催眠暗示两种。在催眠状态下,医生结合患者的症状,用语言引导患者对所患症状有针对性进行暗示,如瘫痪患者将其患肢慢慢抬起,若能动则可增强患者信赖,同时情绪也会松弛下来,然后让其逐渐锻炼患肢活动,有时甚至会起到立竿见影的效果。

2.药物治疗　对癔症的精神发作、激情或兴奋状态、抽搐发作等最好作紧急处理,如注射氯丙嗪25~50mg或地西泮10~20mg,待安静后,可口服弱地西泮剂或心理治疗。

3.其他　如中医、中药及针灸或电针等治疗,在患者易接受暗示的基础上,尤其癔症性瘫痪患者,可获较好的疗效。

第五节　应激相关障碍

应激相关障碍是指一组由于强烈或持久的心理社会(环境)因素直接作用而引起的精神障碍,也称反应性精神障碍。不包括分离(转换)性障碍、神经症性障碍、心理因素所致生理障碍,及各种非心因性精神病性障碍。应激相关障碍包括急性应激障碍、创伤后应激障碍和适应障碍三大类。其共同特点有:①精神刺激是发病的直接原因;②症状表现与精神刺激的内容密切相关;③病程、预后与精神因素的消除有关。

一、急性应激障碍

急性应激障碍又称急性应激反应。是以急剧的、严重的精神刺激作为直接原因。患者通常在受刺激后几分钟或数小时之内发病,主要表现为具有强烈恐惧体验的精神运动性兴奋,或者精神运动性抑制,或者精神病性障碍。如果应激源被消除,症状往往历时短暂,预后良好,缓解完全。

【诊断标准】

1.症状标准　以异乎寻常的和严重的精神刺激为原因,并至少有下列1项。

(1)有强烈恐惧体验的精神运动性兴奋,行为有一定盲目性。

(2)有情感迟钝的精神运动性抑制(如反应性木僵),可有轻度意识模糊。

2.严重标准　社会功能严重受损。

3.病程标准　在受刺激后若干分钟至若干小时发病,病程短暂,一般持续数小时至1周,通常在1月内缓解。

4.排除标准　排除分离(转换)性障碍;器质性精神障碍、非成瘾物质所致精神障碍及抑郁症。

【治疗原则】

急性应激障碍治疗的基本原则为使患者尽快脱离应激环境,提供心理治疗和必要的药物治疗。

1.心理治疗　心理治疗主要是减少情绪反应和帮助患者更有效的应对环境。其中支持性心理治疗效果较好。同时,心理教育、心理急救、创伤心理咨询与治疗等方法可以使用。为患者提供不加评判地倾听、同情、评估需要、保证生命必需供给等"非侵入性"的心理支持,并鼓励家人或其他重要人员的陪伴。现有证据显示,创伤认知行为治疗对于急性应激障碍治疗有效。

2.药物治疗　仅为对症治疗。可短期、小剂量给予患者抗焦虑和抗抑郁药物以缓解患者的焦虑抑郁情绪。若患者处于激越状态或出现精神病症状时,可酌情使用抗精神病药物治疗。

二、创伤后应激障碍

创伤后应激障碍也称延迟性心理反应。由于受到异乎寻常的威胁性、灾难性心理创伤,导致延迟出现和长期持续的精神障碍。所谓"创伤性事件"具备两个特点。一是事件本身对未来的情绪体验具有创伤性影响,二是对躯体或生命产生极大的伤害或威胁。创伤后应激障碍多在创伤事件后数天至半年内发病,一般在一年内恢复。少数持续多年。主要临床表现为创伤性体验反复出现、持续性的回避和警觉性增高

【诊断标准】

1.症状标准

(1)在发病前6个月内遭受过异乎寻常的威胁性或灾难性事件。

(2)以反复重现创伤性体验、持续的回避和警觉性增高为主要症状。

2.病程标准　精神障碍在遭受创伤后数日至数月后出现,病程可达数年。

3.严重标准　社会功能受损。

4.排除标准　排除情感性精神障碍、其他应激障碍、神经症性障碍、躯体形式障碍等。

【治疗原则】

创伤后应激障碍治疗原则应以心理治疗为主,药物治疗为辅。

1.心理治疗　创伤后应激障碍的心理治疗除心理教育和支持性心理治疗外,

主要有效的心理治疗方法包括创伤认知行为治疗和眼动脱敏与再加工治疗。其他心理治疗方法,如精神分析、家庭治疗等也可应用。

2.药物治疗　创伤后应激障碍应在心理治疗基础上接受药物治疗。在药物治疗中可选择作用于5-羟色胺和去甲肾上腺素的抗抑郁药、新型抗精神病药,以及作用于 GABA 通路的苯二氮䓬类药物。失眠可短期选用艾司唑仑、水合氯醛,明显焦虑抑郁可选用 SSRIs 类药物;兴奋、幻觉、妄想症状者可选用中等剂量新型抗精神病药物。

三、适应障碍

适应障碍是指因长期存在应激源或困难处境,加上患者有一定的人格缺陷,产生以烦恼、抑郁等情感障碍为主,同时有适应不良的行为障碍或生理功能障碍,并使社会功能受损。适应障碍一般在应激事件或生活改变后的 1 个月内发生,病程往往较长,但一般不超过 6 个月。随着刺激因素的缓解或消除,或者经过个体的不断调整适应,适应障碍会逐渐缓解或消除。个体的素质和易感性在疾病的发生和表现形式上起着重要的作用。该病可发于任何年龄,年轻人多见,女性高于男性。

【诊断标准】

1.症状标准

(1)有明显的生活事件为诱因,尤其是生活环境或社会地位的改变(如移民、出国、入伍、退休等)。

(2)有理由推断生活事件和人格基础对导致精神障碍均起着重要的作用。

(3)以抑郁、焦虑、害怕等情感症状为主,并至少有下列 1 项:①适应不良的行为障碍,如退缩、不注意卫生、生活无规律等;②生理功能障碍,如睡眠不好、食欲不振等。

2.严重标准　社会功能受损。

3.病程标准　精神障碍开始于心理社会刺激(但不是灾难性的或异乎寻常的)发生后 1 个月内,符合症状标准至少已 1 个月。应激因素消除后,症状持续一般不超过 6 个月。

4.排除标准　排除心境障碍、应激相关障碍、神经症性障碍、躯体形式障碍以及品行障碍等。

5.亚型诊断　除符合适应障碍的诊断标准外,尚分别具备以下的症状和/或病程标准。

(1)短期抑郁反应（短暂抑郁反应）：以抑郁为主的精神症状持续尚不足 1 个月。

(2)中期抑郁反应：以抑郁为主的精神症状持续至少已 1 个月，但不到半年。

(3)长期抑郁反应：以抑郁为主的精神症状持续至少已半年，但不到 2 年。

(4)其他恶劣情绪为主的适应障碍：主要症状为除抑郁以外的其他恶劣情绪，如焦虑、烦恼、紧张，及愤怒等。

(5)混合性焦虑抑郁反应：主要症状为混合性焦虑抑郁情绪障碍。

(6)品行障碍为主的适应障碍：主要症状为品行障碍或行为问题，如悲伤反应导致的攻击或反社会行为等。

(7)心境和品行混合性障碍为主的适应障碍：主要症状为恶劣情绪与品行障碍的混合状态。

【治疗原则】

适应障碍的治疗应以心理治疗或心理-环境治疗为主，药物治疗为辅。心理治疗主要是解决患者的心理应对方式和情绪发泄的途径问题。药物治疗主要是针对患者的具体症状表现给予对症治疗，特别是情绪异常较为明显的患者，可根据具体的情况采用抗焦虑药物和抗抑郁药物等。

1.心理治疗　主要有支持性心理治疗、精神动力学治疗、认知行为治疗等方法，可以根据患者的人格特点和病情的特点酌情选用。认知行为疗法是比较实用和有效的治疗方法。心理治疗以帮助患者解除应激源，当应激源消失后，主要是帮助患者缓解症状、提供支持，发泄自己的情绪，重建适应方式。对青少年行为问题，除个别指导外，还要进行家庭治疗。

2.药物治疗　可根据病情选用抗焦虑剂或抗抑郁剂。以低剂量、短程治疗为宜。以焦虑情绪为主可选苯二氮䓬类药，如劳拉西泮、阿普唑仑、奥沙西泮、咪达唑仑等。以抑郁症状为主应选择抗抑郁剂，如 SSRIs 药物氟西汀、帕罗西汀、舍曲林、氟伏沙明、西酞普兰等。躯体不适主诉较多的适应障碍患者，可以选择氟哌噻吨-美利曲辛。严重品行障碍者可选用小剂量新型抗精神病药物治疗。

第七章　心理障碍

第一节　狂躁发作

躁狂发作患者一般存在所谓的"三高"症状,即情感高涨、思维奔逸和意志行为增强。典型的躁狂发作与抑郁症表现相反并具有所谓"三高"症状,某些躁狂状态的变型中情绪已变得不愉快,以易激惹为主。瞻妄性躁狂是一种极端形式,患者在一段时间的躁狂发作后由于过度耗竭而导致意识障碍。40 岁以后首次出现躁狂发作者,应警惕症状可能是因一般躯体情况或物质使用所致。

【诊断标准】

1.临床表现　以心境高涨为主要特征,表现与所处的境遇不相称的情绪高涨,或易激惹、激越;语量增多,滔滔不绝,言语内容夸大;活动增加,做事草率,精力充沛;睡眠需要减少。可出现与心境协调或不协调的妄想、幻觉等精神病性症状。严重者甚至可出现意识障碍。

2.诊断　躁狂发作的诊断主要依据病史,结合精神检查以及必要的辅助检查。临床工作中可根据以下标准进行分析诊断。

(1)症状标准:以心境高涨或易激惹为主要特征,且至少有下述症状中的 3 项(若仅为易激惹,至少需 4 项)。

1)注意力不集中,或者随境转移。

2)语量增多。

3)思维奔逸(语速增快、言语急促等)、联想加快或意念飘忽的体验。

4)自我评价过高或夸大。

5)精力充沛、不感疲乏、活动增多、难以安静,或不断改变计划和活动。

6)鲁莽行为(如挥霍、不负责任,或不计后果的行为等)。

7)睡眠的需要减少。

8)性欲亢进。

(2)严重标准:严重损害社会功能,或给别人造成危险或不良后果。

(3)病程标准

1)符合症状标准和严重标准至少已持续1周。

2)可存在某些分裂性症状,但不符合分裂症的诊断标准。若同时符合分裂症的症状标准,在分裂症状缓解后,满足抑郁发作标准至少1周。

(4)排除标准排除器质性精神障碍,或精神活性物质和非成瘾物质所致躁狂。

【治疗原则】

1.药物治疗

(1)心境稳定剂:目前认为锂盐仍是躁狂症,特别是轻躁狂的首选药。急性躁狂症治疗剂量一般为1000～2000mg/d,维持剂量为1000～1500mg/d,分2～3次口服,逐渐加至治疗量。治疗期间应及时监测血药浓度,急性治疗的最佳血锂浓度为0.6～1.2mmol/L,维持治疗的浓度为0.4～0.8mmol/L。酰胺咪嗪(卡马西平)、奥卡西平:躁狂维持治疗的效果与锂盐相当,急性期治疗剂量为600～1200mg/d。丙戊酸钠:常用于锂盐、酰胺咪嗪禁忌或无效时,治疗剂量范围为800～1800mg/d。候选的心境稳定剂包括拉莫三嗪、加巴喷丁以及非典型抗精神病药。目前认为非典型抗精神病药利培酮、奥氮平、喹硫平、阿立哌唑、齐拉西酮以及氯氮平具有情绪稳定作用,但仍需进一步研究。临床治疗剂量参见抗精神病药物应用。

(2)抗精神病药:很多抗精神病药对躁狂有效,尤其对高度兴奋的患者。最常用的第一代抗精神病药有氯丙嗪、氟哌啶醇等,具体应用参见有关章节。

(3)苯二氮䓬类药:此类药物中劳拉西泮、氯硝西泮具有抗躁狂的作用,两药有起效快和作用时间短的特点,在躁狂发作的早期阶段,常与心境稳定剂短暂联合使用,一般不用于预防治疗。

(4)药物的联合应用:在治疗急性躁狂过程中,可以采取情感稳定剂与抗精神病药联合使用,比如碳酸锂加用氯丙嗪、氟哌啶醇等药物。联合治疗过程中,药物剂量应相对较小,密切注意药物不良反应,及时监测血药浓度;避免发生药物中毒。

2.电痉挛治疗

主要适用于急性躁狂发作伴有冲动伤人、毁物或谵妄性躁狂以及精神药物治疗无效或对药物治疗不能耐受的患者。

3.其他治疗

各种心理治疗、音乐治疗、工娱治疗等结合药物治疗有利于疾病的彻底康复。

第二节　双相情感障碍

双相情感障碍又可分为双相Ⅰ型障碍和双相Ⅱ型障碍,前者指躁狂和抑郁循环发作,后者指轻躁狂和抑郁循环发作。患者的起病年龄平均为 20 岁,患病率男女之比为 1∶1.2,这一趋势在各种文化和各种族人群中是一致的。据 WHO 统计,1990 年双相情感障碍排在全球疾病总负担的第 18 位。在我国,双相情感障碍排在疾病总负相的第 12 位。

【诊断标准】

1.临床表现　以躁狂(或轻躁狂)发作与抑郁发作反复循环或交替发作或以混合方式存在为主要特征。躁狂发作时,表现为情感高涨、言语增多、活动增多;而抑郁发作时则出现情绪低落、思维迟缓、活动减少等症状等。病情严重者在发作高峰期还可出现幻觉、妄想或紧张性症状等精神病性症状。与抑郁障碍相比,双相情感障碍的自杀风险更大。

2.诊断　双相情感障碍的诊断主要依据病史,结合精神检查以及必要的辅助检查。轻躁狂发作的诊断,临床工作中可根据以下标准进行轻躁狂的分析诊断。

(1)症状标准:以情感的不稳定性增加为主要特征,可分为核心症状①(即情感增高或易激惹)和附加症状②。

①情感增高或易激惹。

②必须具备以下至少 3 项,且对日常的个人功能有一定影响。

a.活动增多或坐卧不宁。

b.语量增多。

c.注意力集中困难或随境转移。

d.睡眠需要减少。

e.性功能增强。

f.轻度挥霍,或其他类型轻率的或不负责任的行为。

g.社交性增高或过分亲昵(见面熟)。

(2)严重标准:核心症状①对个体来讲已达到肯定异常的程度;附加症状②对日常的个人功能有一定影响。

(3)病程标准:符合核心症状①持续至少 4 天。

(4)排除标准:排除器质性精神障碍,或精神活性物质和非成瘾物质所致轻躁狂发作。

【治疗原则】

1.药物治疗

(1)药物的联合应用:由于双相情感障碍的临床现象学复杂,单药治疗常无法解决全部症状。因此,原则上应采用两种以上药物的联合治疗。方法如下:两种心境稳定剂的联用,目的在于提高疗效或减少单药治疗时大剂量的不良反应;心境稳定剂与抗精神病药物或苯二氮䓬类药联用以控制精神病性症状或过度兴奋及行为紊乱;心境稳定剂与抗抑郁剂联用以控制病程较长的抑郁发作。联合治疗过程中,必须注意药物相互作用。

(2)增效剂的应用与药物的联合治疗:对于难治性双相情感障碍患者,候选的心境稳定剂、钙通道拮抗剂、甲状腺素、5-HT₁ₐ受体拮抗剂等,可考虑作为增效剂与心境稳定剂联合应用,联合用药要注意药物相互作用对疗效和安全性的影响。

2.电痉挛治疗　主要适用于双相情感障碍的严重抑郁、难治性抑郁或躁狂、极度兴奋躁动、药物治疗无效或不能耐受的患者,以及因躯体疾病不能接受药物治疗者。

3.其他治疗　各种心理治疗、音乐治疗、工娱治疗等结合药物治疗有利于疾病的彻底康复。

第三节　抑郁发作

既往曾将抑郁发作概括为"三低",即情绪低落、思维迟缓和意志消沉。这三种症状是典型的重度抑郁的症状,不一定出现在所有的抑郁症患者。在 ICD-10 中,抑郁发作不包括发生于双相情感障碍中的抑郁状态。因此,抑郁发作只包括首次发作抑郁症或复发性抑郁症。抑郁症的起病年龄平均为 30 岁,但其起病年龄近些年来有年轻化的趋势。据 WHO 统计,1990 年抑郁症排在全球疾病总负担的第 5 位,预计到 2020 年将上升为第 2 位。

【诊断标准】

1.临床表现　以心境低落为主要特征,表现为与所处的境遇不相称的情绪低落,悲观绝望,自责自罪,甚至出现想死的念头;思考能力下降,语量减少;兴趣丧失,精力不足,疲乏无力;各种躯体不适症状较多,食欲减退,失眠或早醒。严重者甚至发生木僵状态。可出现妄想、幻觉等精神病性症状,某些病例中焦虑与运动性激越比抑郁更为显著。

2.诊断　抑郁发作的诊断主要依据病史,结合精神检查以及必要的辅助检查。临床工作中可根据以下标准进行分析诊断。

(1)症状标准:以心境低落为主要特征,并至少有以下症状中的 4 项。

1)兴趣丧失、无愉快感。

2)精力减退或疲乏感。

3)精神运动性迟滞或激越。

4)自我评价过低、自责或有内疚感。

5)联想困难或自觉思考能力下降。

6)反复出现想死的念头或有自杀、自伤行为。

7)睡眠障碍,如失眠、早醒或睡眠过多。

8)食欲降低或体重明显减轻。

9)性欲减退。

(2)严重标准:社会功能受损,给本人造成痛苦或不良后果。

(3)病程标准

1)符合症状标准和严重标准至少已持续2周。

2)可存在某些分裂性症状,但不符合分裂症的诊断标准。若同时符合分裂症的症状标准,在分裂症状缓解后,满足抑郁发作标准至少2周。

(4)排除标准:排除器质性精神障碍或精神活性物质和非成瘾物质所致抑郁。

【治疗原则】

1.药物治疗

(1)三环类抗抑郁药(TCA):TCA目前仍被大多数人认为是治疗抑郁的第一线药物。各种TCA总的效果可能不相上下,临床可根据它们的振奋、镇静等作用和不良反应以及患者的耐受性进行选择。常用的药物有:阿米替林、多虑平、丙咪嗪、氯丙咪嗪。最常见的不良反应有:口干、便秘、视物模糊、手颤、心动过速,严重者可出现尿潴留、肠麻痹。

(2)四环类抗抑郁药:临床上对多种抑郁症状有效。抗胆碱能作用较三环类抗抑郁药弱,对心血管系统的不良反应少,显效比较快。其代表药物为麦普替林,剂量100~200mg/d。用药时宜逐渐增加剂量(每日增加25mg),加药过快可能诱发癫痫发作。少数患者可出现过敏性皮疹。

(3)新型抗抑郁药物:主要是指选择性5-羟色胺再摄取抑制剂(SSRI)。当单独使用时,SSRI类药物具有安全、容易耐受且用药方便等特点。临床疗效与三环类抗抑郁药相当。少部分患者可出现以下副反应:口干、恶心、消化不良、腹泻、失眠、多汗等。常用的药物有:西酞普兰、艾司西酞普兰、氟西汀、氟伏沙明、帕罗西汀、舍曲林。此外,还有5-羟色胺及去甲肾上腺素再摄取抑制剂(SNRI),如文拉法辛、度洛西汀,去甲肾上腺素能和特异性5-羟色胺能抗抑郁药(NaSSAs),如米氮平等。

(4)单胺氧化酶抑制剂(MAOI):当其他抗抑郁药治疗无效时,可以选用此类药物。但由于 MAOI 特殊的药理作用,与多种食物和药物存在相互禁忌,服用不方便。新型单胺氧化酶抑制剂吗氯贝胺具有较高的选择性,克服了传统药物的部分缺陷。

(5)药物联合治疗:在临床上,有些特殊类型的抑郁症患者往往需要一些特殊的联合治疗方案。抗抑郁药可与情感稳定剂、抗精神病药、抗焦虑药联合使用,提高治疗效果。

2.电痉挛治疗　主要适用于伴有严重自杀观念和行为的抑郁症、抑郁性木僵、伴有精神病性症状的抑郁症、难以耐受药物治疗或对药物治疗无效的重性抑郁患者。

3.其他治疗方法　各种心理治疗、音乐治疗、工娱治疗等结合药物治疗有利于疾病的彻底康复。此外,睡眠剥夺疗法、光照治疗、传统医药治疗和精神外科治疗对抑郁症也有一定的治疗效果。

第八章　心理因素相关的生理障碍

心理因素相关生理障碍指一组在病因方面以心理社会因素为主要原因，临床方面以生理障碍为主要表现形式的反映心身相关的一组疾病。随着社会的发展，生活和工作节律的加快，矛盾冲突和竞争意识的加强，人们的生活方式、行为方式发生着变化，致使精神疾病的疾病谱也发生着变化。心理因素相关生理障碍就是在这种形式下越发突出并引起关注。本章着重介绍进食障碍、睡眠障碍以及性功能障碍。

第一节　进食障碍

进食是人们赖以生存的基本需要之一，尽管由于区域化的文化、环境、风俗等因素所致人们的进食习惯各有不同，但是一般的健康进食行为是以满足人的生理需要、保持身体健康为准的符合常规的行为。进食障碍是指在心理因素、社会因素与特定的文化压力等因素交互作用下导致的进食行为异常，包括神经性厌食、神经性贪食和神经性呕吐等。

一、神经性厌食

神经性厌食是指有意节制饮食，导致体重明显低于正常标准的一种进食障碍。据美国报道，女性的终生患病率大约为 0.5%～1%，90% 以上的患病者是青少年女性，男性患者少见。发达国家发病率高于其他国家。我国的发病率不详，但是随着生活水平的不断提高，物质供应的不断丰富，以及对"瘦为美"标准的追求，使其发病率有增高的趋势。

【病因与发病机制】

神经性厌食的病因仍在探讨之中，目前的研究显示与其相关的病因有几个方面，主要的原因是心理因素。

1.心理因素　发病前往往有某些生活事件发生,这些生活事件很难解决并影响人的情绪,以至常常伴随情绪问题;患者往往存在某些人格弱点,比如轻微的强迫性人格、敏感性人格等,所以在关注自身变化时往往过分或极端化;患者常常存在体象障碍以及往往透过神经性厌食可以看到背后隐藏的家庭问题。

2.生物学因素　研究表明单卵双生子的同病率高于双卵双生子;神经性厌食的急性期大脑神经递质尤其是去甲肾上腺素、5-羟色胺和某些神经肽代谢紊乱;神经内分泌功能失调,患者有月经紊乱和体温调节障碍。

3.社会文化因素　现代社会的审美趋向,追求美的标志是苗条瘦身,一旦这种审美意识转化为某些人刻意追求的目标时就容易出现此种问题。

【临床表现】

其特征为患者自己故意限制饮食,甚至极端限制饮食,尤其排斥高能量饮食,致使体重降到明显低于正常的标准也仍然认为自己瘦得不够。虽已严重消瘦,患者仍强烈地认为自己太胖,害怕体重增加,为避免发胖常主动采用一些方式故意减轻体重。部分患者常常用胃胀不适,食欲下降等理由来解释其限制饮食的行为。患者常有营养不良,继发性内分泌和代谢紊乱。有的患者可有间歇发作的暴饮暴食。

【诊断与鉴别诊断】

诊断以临床症状为主。表现为明显的体重减轻,比正常平均体重减轻15%以上,或者 Quetelet 体重指数(体重千克数/身高米数的平方)为 17.5 或更低,或在青春期前不能达到所期望的躯体增长标准,并有发育延迟或停止。体重减轻是自己故意造成的,常常采取的方式是过度运动、引吐、导泻等。思想中常有怕胖的超价观念。常伴有内分泌紊乱症状,女性表现为闭经,男性表现为兴趣丧失或性功能低下。症状至少持续 3 个月。

此病可与某些躯体疾病引起的体重减轻相鉴别,躯体疾病的患者很少有怕胖的超价观念及体象障碍。与抑郁症的区别在于抑郁症的患者没有对体重增加的过分恐惧,单纯改善体重后仍会有抑郁发作。

【治疗】

治疗神经性厌食比较困难,患者往往不认为自己的症状是病,不配合治疗。

治疗的一般原则是首先纠正营养不良,同时或稍后开展心理治疗以及辅助的药物治疗。

1.纠正营养不良　首先加强营养,增加体重,恢复身体健康。体重太轻,明显营养不良者,应供给高热量饮食;呕吐、拒食者应给予静脉补充营养及纠正电解质紊乱。同时帮助患者恢复正常的饮食习惯,帮助患者自我监督并遵守治疗计划。

2.心理治疗　此类患者大部分存在着对进食、体重和躯体形象的曲解认识,以及家庭、人际关系、社会适应方面的问题。通常采用认知治疗、行为治疗、家庭治疗等方法。认知治疗是改变不良认知,尤其是消除过分怕胖的观念,学会运用现实检验的方法加以改变。行为治疗是矫正不良进食行为,常采用系统脱敏疗法、标记奖励疗法等。家庭治疗主要是调整家庭成员的相互关系以解除其不良投射。生物反馈疗法作为一种心理生理的自我调节技术可结合放松训练调整生理活动、保持情绪稳定。

3.药物治疗　针对某些患者存在抑郁情绪、强迫观念等症状对症治疗。抗抑郁药物应用较多,常用的有 5-羟色胺再摄取抑制剂及三环类抗抑郁药;其他药物如抗精神病药、锂盐、H_1 受体拮抗剂、抗癫痫药等也可对症使用。

【病程与预后】

病程常为慢性迁延性,有周期性缓解和复发,常常有持久存在的营养不良、消瘦,约 50% 的患者治疗效果较好,表现为体重增加,躯体情况改善及社会适应能力改善,20% 的患者时好时坏反复发作,25% 的患者始终达不到正常体重迁延不愈,约 5%～10% 的患者死于极度营养不良或其他并发症或情感障碍所致的自杀等。其并发症常见的有焦虑障碍、恐惧症、强迫症、情感障碍、物质滥用等。

二、神经性贪食

神经性贪食是指具有反复发作的不可抗拒的摄食欲望,及多食或暴食行为,进食后又因担心发胖而采用各种方法以减轻体重,使得体重变化并不一定明显的一种疾病。其发患者群主要是女性,发病率目前还没有流行病学报告,发病年龄多在18～20 岁。男性少见。此病可与神经性厌食交替出现,两者可能具有相似的病理心理机制,及性别、年龄分布。多数患者是神经性厌食的延续者,发病年龄较神经性厌食晚。

【病因与发病机制】

病因不明。多数研究认为心理社会因素为主、生物学因素为辅。心理因素包括:现代社会"瘦为美"的审美趋势和目标在神经性贪食中与神经性厌食中一样起作用,在青少年女性中其影响特别明显。患者往往过分关注自己的体形,特别害怕肥胖,以致于形成暴食-恐肥-关注-诱吐-暴食的恶性循环链难以破除;应激事件多发也是原因之一。也有人提出可能有生物学基础,研究表明单卵孪生子中的同病率比双卵孪生子中的同病率高;中枢神经系统中存在单胺类神经递质代谢异常及多巴胺能系统和内啡肽等失调。

【临床表现】

患者常常出现反复发作地一次进食大量食物,吃得又多又快,故称为暴食;多数人喜欢选择食用高热量的松软甜食,如蛋糕、巧克力等,并有不能控制的饮食感觉,自己明知不对却无法控制。患者往往过分关注自己的体重和体形,存在担心发胖的恐惧心理。在发作期间,为避免长胖、避免体重增加常反复采用不适当的代偿行为包括自我诱发呕吐、滥用泻药、间歇进食、使用厌食剂等。暴食与代偿行为一起出现,长时间持续其结果可能会很危险,可能造成水电解质紊乱,常见的有低血钾、低血钠、代谢性碱中毒、代谢性酸中毒、心率失常、胃肠道损害等。有时其暴食障碍往往是从合理地尝试减肥开始,患者全神贯注于减肥及继续将身体看作是"肥胖的"并有对体象的歪曲,继之突发暴食。患者常伴有情绪低落。

【诊断与鉴别诊断】

本症主要为临床诊断。患者存在一种持续的难以控制的进食和渴求食物的优势观念,并且屈从于短时间内摄入大量食物的贪食发作,摄食后会因后悔而采用一些方式以防发胖,常有神经性厌食既往史,两者间隔数月至数年不等。发作性暴食至少每周 2 次,持续 3 个月。

与神经系统器质性病变所致的暴食相鉴别,如间脑病变除贪食外,还可有嗜睡、体温调节障碍、水盐代谢紊乱或伴有精神症状;颞叶癫痫常有抽搐史及脑电图或 CT 的特殊改变。精神分裂症继发的暴食以精神病性症状为首发症状。与神经性厌食的区别在于本病患者的体重常在正常范围内及患者主动寻求帮助愿意求治。

【治疗】

治疗的基本过程是纠正营养状况,控制暴食行为,打破恶性循环链,建立正常进食行为。

心理治疗可采用认知疗法、行为疗法及生物反馈疗法等。认知疗法主要是改变患者过分关注自己的体形及过分怕胖的极端化想法,对进食规则和体象障碍有正确认识;行为疗法常采用系统脱敏、暴露、阳性强化、厌恶疗法等,使其每餐食量按预定计划得以控制。治疗应持之以恒,并要包括对患者家人主要是父母的指导,进行家庭治疗。药物治疗可采用各类抗抑郁药物,包括 5-羟色胺再摄取抑制剂、三环类等,氟西汀对暴食伴有情绪障碍的患者效果较好。躯体支持治疗可针对不同并发症进行对症处理。

【病程与预后】

本病的自然病程和预期后果目前没有流行病学研究资料。一些回顾性资料的研究显示经治疗后患者的症状可以缓解，治愈率并不乐观，常有反复发作，也有久治不愈者。

三、神经性呕吐

神经性呕吐指进食后出现自发地或故意诱发地反复呕吐，不影响下次进食的食欲。呕吐常与心情不愉快、心理紧张、内心冲突有关，无器质性病变，可有害怕发胖和减轻体重的想法，但由于总的进食量不减少，所以体重无明显减轻。部分患者具有癔症性人格，表现为自我中心、好表演、易受暗示等。

临床诊断以自发的或故意诱发的反复发生于进食后的呕吐，呕吐物为刚吃进的食物为主要依据，体重减轻不显著（体重保持在正常平均体重值的 80% 以上），可有害怕发胖或减轻体重的想法。这种呕吐几乎每天发生，并至少已持续 1 个月。排除躯体疾病导致的呕吐，以及癔症或神经症。治疗采用认知行为疗法。

第二节　睡眠障碍

正常人每日对睡眠的需要量因年龄、个体差异而不同，刚出生的婴儿每天平均睡眠时间为 16h，儿童一般需要睡眠时间为 10h，成人为 6～8h，老年期睡眠时间明显减少。调查发现睡眠质量对健康的影响较睡眠数量更为重要。睡眠障碍通常可分为四大类：睡眠的发动与维持困难（失眠）、白天过度睡眠（嗜睡）、24h 睡眠-觉醒周期紊乱（睡眠-觉醒节律障碍）、睡眠中的异常活动和行为（睡行症、夜惊、梦魇）。

失眠可能是除疼痛以外最常见的临床症状，在女性和老年人中更为多见。

一、失眠症

失眠症是指睡眠的始发和维持发生障碍致使睡眠的质和量不能满足个体正常需要的一种状况。失眠的表现有多种形式，包括难以入睡、睡眠不深、易醒、多梦早醒、醒后不易再睡、醒后不适感、疲乏或白天困倦。失眠可引起患者焦虑、抑郁或恐怖心理，并导致精神活动效率下降，妨碍社会功能。患病率为 10%～20%。

【病因】

1.急性应激是失眠的主要原因,常见的情况有一过性的过度兴奋、思虑、精神紧张、近期居丧、躯体不适以及睡眠环境的改变、跨越时区的时差反应等均可引起一过性或短期失眠。若得不到及时调整,失眠持续1个月以上就转变为慢性失眠。

2.某些药物引起的失眠。药物的兴奋作用可引起失眠,常见的有咖啡因、茶碱、甲状腺素、可卡因、皮质激素和抗震颤麻痹药。某些药物的不良反应对睡眠有干扰作用,如拟肾上腺素类药物常引起头疼、焦虑、震颤等。有镇静作用的药物产生的觉醒-睡眠节律失调。撤药反应引起的反跳性失眠等。

3.心理生理性失眠是由于过度的睡眠防御性思维造成的,常常是过分关注自己的入睡困难,担心失眠,以至思虑过度,兴奋不安或焦虑烦恼,在他们试图入睡或继续再睡时相应的沮丧、愤怒和焦虑使他们更清醒以致难于入睡。此类失眠约占失眠总数的30%。

4.精神疾病引起的失眠。精神疾病引起的失眠,如躁狂症因昼夜兴奋不安而少眠或不眠以及抑郁症导致的早醒。

【临床表现】

失眠的表现形式有难以入睡、睡眠不深、多梦、早醒,或醒后不易再睡、醒后不适感、疲乏或白天困倦等;失眠往往引起患者白天不同程度地自感未能充分休息和恢复精力,因而躯体困乏,精神萎靡,注意力减退,思考困难,反应迟钝。由于失眠带来的上述不适以及对失眠的担心常常引起情绪沮丧,焦虑不安,使得失眠→担心→焦虑→失眠的连锁反应不断循环,反复强化迁延难愈。

【诊断与鉴别诊断】

诊断依据的主要症状是失眠,并往往伴有极度关注失眠结果的优势观念。对睡眠数量、睡眠质量的不满引起明显的苦恼或社会功能受损。至少每周发生3次,持续1个月。

鉴别诊断需排除其他躯体疾病如周围神经炎、脊髓病、风湿性关节炎或恶性肿瘤;也要排除精神障碍症状导致的继发性失眠,如焦虑症常见的入睡困难,抑郁症常见的早醒。

【治疗】

治疗失眠,决不能仅仅依靠镇静安眠药物,而是要医生和患者共同努力,密切配合,共同与失眠作斗争。主要的方面有病因的解决、对失眠的正确理解、坚持治疗计划、对治疗有信心。主要的方法如下。

1.认知疗法　不少患者对睡眠有较高期望,他们过分关注自己的睡眠,夸大地认为自己睡眠时间严重不足,致使脑力、体力无法充分恢复。许多患者常称自己通宵做梦,甚至噩梦不断,使大脑根本得不到休息,并认为失眠导致身体严重受损。大多数患者已经采用过一些防治措施,疗效欠佳,对治疗缺乏信心。施行认知疗法时,帮助患者对失眠引起的症状及苦恼有一个客观的正确的理解和认识以减少消极情绪。

2.行为治疗　在患者对失眠有正确认识的基础上,建立一套能促进良好睡眠的行为方式包括正常的觉醒-睡眠节律,采取增强白天的精神和体力活动,按时起床,从事一切正常的日常活动,即使瞌睡难忍也要振奋精神这样才能使机体自然而然地在夜间处于休息状态有利于睡眠。另外,入睡前后使身体和心理充分放松可采用睡前温水洗脚,进食易消化的食物,避免过于兴奋的娱乐活动,也可进行放松训练,采用深呼吸、想象等方式放松自己。

3.药物治疗　比较有效、使用最多的药物是镇静-催眠药。根据失眠的不同情况选用不同的药物,入睡困难者服用见效快、作用时间短的短效药物,以避免晨醒后药物的持续效应;睡眠不实又早醒者可服用起效缓慢、作用时间持久的长效药物;入睡困难、睡眠不实和早醒兼而有之者可使用长短疗效兼有的中效药物;对伴有明显焦虑或抑郁者可使用抗焦虑或抗抑郁的药物,常选用有助于催眠镇静作用的抗抑郁药。

二、嗜睡症

嗜睡症指白天睡眠过多。目前病因不清,未见流行病学调查的资料,临床上少见。

【临床表现】

白天睡眠过多,表现为特别在安静或单调环境下,经常困乏思睡,并可不分场合甚至在需要十分清醒的情况下,也出现不同程度、不可抗拒的入睡。过多的睡眠不是由于睡眠不足、药物、酒精、躯体疾病所致,也不是某种精神障碍(如神经衰弱、抑郁症)症状的～部分。过多的睡眠引起显著的痛苦或社交、职业或其他重要功能的受损。常见的损害是认知和记忆功能障碍,表现为记忆减退,思维能力下降,学习新鲜事物出现困难,甚至意外事故发生率增多。这些问题常使患者情绪低落,甚至被别人误认为懒惰、不求上进,造成严重的心理压力。

【诊断与鉴别诊断】

诊断的主要根据是白天睡眠过多,或有睡眠发作;不存在睡眠时间不足;不存在从唤醒到完全清醒的时间延长或睡眠中呼吸暂停；无发作性睡病的附加症状如猝倒症、睡眠瘫痪、入睡前幻觉、醒前幻觉等。患者为此明显感到痛苦或影响社会活动功能。几乎每天发生，并至少已1个月。不是由于睡眠不足、药物、酒精、躯体疾病所致，也不是某种精神障碍的症状组成部分。

【治疗】

首先必须尽可能地了解病因，以便解除和根治病因。其次是药物治疗，用药原则是必须个体化、不同症状使用不同药物、严格用药剂量和服药时间、产生耐药者要更换新药。白天嗜睡可采用小剂量中枢兴奋剂，如哌甲酯、苯丙胺等。用兴奋剂后，会加重夜间睡眠障碍，可适当加服短效安眠药。第三是行为治疗，应严格遵守作息时间，每天准时入睡和起床，白天可定时小睡，白天增加活动以改善白日的过度嗜睡从而改善夜间睡眠。医生可要求患者记录瞌睡时间，检查患者未能遵守指定的上床睡眠时间、忘记服药和其他使情况恶化的行为，通过奖励法和惩罚方式，规范其行为。

三、睡眠-觉醒节律障碍

常人通常以一昼夜的1/3时间用来睡眠，即夜间入睡白天醒来，形成了睡眠-觉醒节律，但个别人其睡眠-觉醒节律的生物钟异常。睡眠-觉醒节律障碍是指睡眠-觉醒节律与常规不符而引起的睡眠紊乱。本病多见于成年人，儿童期或青少年期发病者少见。

【病因】

1. 生活节律失常　长期特定的环境形成的习惯与本病的发生有关，常出现于夜间工作和生活无规律的人中。

2. 心理社会的压力　约1/3的患者发病前存在生活事件造成的压力如人际关系、学习负担、工作求职、环境变化等。压力造成的焦虑情绪可使人推迟入睡时间、易醒、早醒而使整个节律结构紊乱。

【临床表现】

睡眠-觉醒节律紊乱、反常。有的睡眠时相延迟，比如患者常在凌晨入睡，次日下午醒来，在常人应入睡的时候不能入睡，在应觉醒的时候需要入睡。有的入睡时间变化不定，总睡眠时间也随入睡时间的变化而长短不一，有时可连续2～3d不入睡，有时整个睡眠时间提前，过于早睡和过于早醒。患者多伴有忧虑或恐惧心理，并引起精神活动效率下降，妨碍社会功能。

【诊断】

患者的睡眠-觉醒节律与所要求的(即与患者所在环境的社会要求和大多数人遵循的)节律不一致,使患者在主要的睡眠时段内失眠,在应该清醒时段出现嗜睡,为此患者明显感到苦恼或社会功能受损。几乎每天发生,并至少持续1个月。

排除躯体疾病或精神障碍(如抑郁症)导致的继发性睡眠-觉醒节律障碍。

【治疗】

由于患者作息时间与正常的社会作息时间不符,常给工作、学习或生活带来困难和不便。治疗方法主要是调整患者入睡和觉醒的时间以恢复到正常人的节律。可逐步调整或一次性调整立刻达到正常作息时间,并需不断巩固、坚持下去。为防止反复,常须结合药物巩固效果。

四、睡行症

睡行症过去习惯称为梦游症,指一种在睡眠过程尚未清醒时起床在室内或户外行走,或做一些简单活动的睡眠和清醒的混合状态,发作时难以唤醒,刚醒时意识障碍,定向障碍,警觉性下降,反应迟钝。本症在儿童中发病率较高,可达1%～15%,成人低于1%,男孩多见,可伴有夜惊症及遗尿症,发生于NREM睡眠阶段,目前病因仍不明确。

【临床表现】

患者在入睡后不久,突然从床上起来四处走动,常双目向前凝视,一般不说话,询问也不回答。患者还可有一些复杂的行为,如能避开前方的障碍物,能劈柴、倒水、开抽屉等,但难以被唤醒,常持续数分钟到数十分钟,自行上床,或被人领回床上,再度入睡。待次日醒来,对睡行经过完全遗忘。睡行多发生于入睡后不久,发作时脑电图可出现高波幅慢波,但在白天及夜间不发作时脑电图正常,多能自动回到床上继续睡觉。通常出现在睡眠的前三分之一段的深睡期,次日醒来对发生经过不能回忆。

【诊断与鉴别诊断】

反复发作的睡眠中起床行走,发作时睡行者表情茫然、目光呆滞,对别人的招呼或干涉行为相对缺乏反应,要使患者清醒相当困难;发作后自动回到床上继续睡觉或躺在地上继续睡觉;尽管在发作后的苏醒初期可有短暂意识和定向障碍,但几分钟后即可恢复常态,不论是即刻苏醒或次晨醒来均完全遗忘。不明显影响日常生活和社会功能。

与癫痫自动症鉴别：颞叶癫痫可表现为入睡后起床活动，事后茫然不知，但癫痫患者常常还有其他自动症的表现，如在白天也可突然出现伸舌、舔唇、咀嚼等。常持续数秒至数分钟，发作后对发作过程完全遗忘。且癫痫幼年患者，多伴有癫痫大发作和小发作，伴有典型的脑电图改变。

与癔症的分离性障碍鉴别：偶可以表现为半夜起床活动，且可持续较长时间，但很少见于儿童，且常有癔症的其他分离症状，如癔症性昏睡、抽搐、朦胧状态等。

【治疗】

由于发作时患者意识不清，不能防范危险，有发生意外的可能性，所以首先要清除危险品，保证安全。一般情况下儿童患者随着年龄的增长此病可不治自愈。成年的、症状较严重的患者可考虑干预措施。如使用镇静催眠类药物或抗抑郁剂。

五、夜惊

夜惊指一种常见于儿童的睡眠障碍，主要为反复出现从睡眠中突然醒来并开始惊叫，通常发生在睡眠前三分之一阶段，大约在入睡后 15～30min；发生于 NREM 睡眠时段。

【临床表现】

儿童在睡眠中突然惊叫、哭喊伴有惊恐表情和动作，两眼直视，手足乱动，以及心率增快、呼吸急促、出汗、瞳孔扩大等自主神经兴奋症状。通常在夜间睡眠后较短时间内发作，每次发作约持续 1～10min。难以唤醒，当时意识呈朦胧状态，醒后意识和定向障碍，不能说出梦境内容，对发作不能回忆。

【诊断与鉴别诊断】

患者反复发作地惊叫一声从睡眠中醒来，伴有强烈的焦虑、躯体运动，及自主神经功能亢进（如心动过速、呼吸急促，及出汗等），约持续 1～10min。对别人试图平息夜惊发作的活动缺乏反应，其后出现至少几分钟的定向障碍和持续动作。事后遗忘，即使能回忆，也极有限。

排除器质性疾病（如痴呆、脑瘤、癫痫等）导致的继发性夜惊发作，也需排除热性惊厥和癫痫发作。

【治疗】

安排儿童的生活要有规律，避免白天过度劳累、过于兴奋。睡前不讲紧张兴奋的故事、看惊险恐惧的影片，不用威胁的方式哄儿童入睡，睡前让儿童充分放松，在轻松愉快的心情下安然入睡。必要时也可少用些安定类的药物。

六、梦魇

梦魇指在睡眠中被噩梦突然惊醒，引起恐惧不安、心有余悸的睡眠行为障碍。发病率儿童为 20%，成人为 5%～10%。

【病因】

儿童在白天听恐怖故事、看恐怖影片后，常可发生梦魇；成人在应激事件后，如遭遇抢劫、强暴等灾难性事件后可经常发生噩梦和梦魇；部分神经症患者如神经衰弱、癔症发生梦魇的比率高于其他人；睡眠姿势不当也可发生梦魇，如睡眠时手臂压迫胸部会感觉透不过气来，出现憋气、窒息、濒临死亡的梦魇；某些药物如受体阻滞剂、镇静催眠剂等常引起梦魇；突然停用镇静安眠药物可能诱发梦魇。

【临床表现】

梦魇的梦境多是处于危险境地，使患者恐惧、紧张、害怕、呻吟、惊叫或动弹不得直至惊醒。一旦醒来就变得清醒，对梦境中的恐怖内容能清晰回忆，并仍处于惊恐之中。通常在夜间睡眠的后期发作，发生于 REM 睡眠阶段。

【诊断与鉴别诊断】

从夜间睡眠或午睡中惊醒，能清晰和详细地回忆起强烈恐惧的梦境，这些梦境通常危及生存、安全或自尊。一般发生在睡眠的后半夜，从噩梦中醒后能迅速恢复定向及警觉达到完全苏醒的程度，患者对梦境体验及惊醒所致的睡眠障碍感到非常痛苦。

【治疗】

偶尔发生梦魇属于自然现象，不需特殊处理。对发作频率较高，给生活造成严重影响的要给以干预。找出病因对因处理，如睡前不看恐怖性书籍和电影，缓慢停用镇静安眠药，睡前放松调整睡姿以保证良好睡眠。由生活应激事件引起的梦魇要采用心理治疗的方法，使其了解梦魇产生的原因。正确认识梦魇以消除恐惧心理。患者的症状往往随年龄增大而有所减轻。

第九章　儿童和少年期精神障碍

第一节　多动性障碍

本组障碍在发育早期起病（通常为五岁以前），是学龄儿童患病率较高的一种疾病。其主要特征是在需要认知参与的活动中，缺乏持久性，倾向于经常变换活动内容，但任何一项活动都不能进行到底，同时伴有组织不好、调节不良和过度的活动。其核心症状包括注意缺陷、多动和冲动三大主征。这些行为特征在各种场合都存在，通常持续到学龄期，甚至延续到成年期。本组障碍可伴发几种其他的异常。多动儿童常常粗心大意并具有冲动性，易出事故，并因不动脑筋而违犯纪律（不是故意的）。他们与成年人的关系常常是不受管教与约束，缺乏正常的谨慎和克制；常常得不到其他孩子的欢迎进而变得孤单。常有认知损害，特殊的运动和语言发育延迟也不成比例地多见。诊断主要根据老师及家长提供的病史，必须同时具有显著的注意力不集中和活动过度，并结合临床评定的结果（包括体格检查、神经系统检查和精神检查等）。

注意缺陷与多动障碍

注意缺陷与多动障碍，又称儿童多动症。是发生于儿童时期（多在 3 岁左右），与同龄儿童相比，表现为同时具有明显的注意集中困难、注意持续的时间短暂，及活动过度、任性；冲动和学习困难为主要特征的一组综合征。症状发生在各种场合（如家里、学校和诊室），男童明显多于女童。

【诊断标准】

1.症状标准

（1）注意障碍，至少有下列 4 项

1）学习时容易分心，听见任何外界声音都要去探望。

2）上课很不专心听讲，常东张西望或发呆。

3)做作业拖拉,边做边玩,作业又脏又乱,常少做或做错。

4)不注意细节,在做作业或其他活动中常常出现粗心大意的错误。

5)丢失或特别不爱惜东西(如常把衣服、书本等弄得很脏很乱)。

6)难以始终遵守指令,完成家庭作业或家务劳动等。

7)做事难以持久,常常一件事没做完,又去干别的事。

8)与他说话时,常常心不在焉,似听非听。

9)在日常活动中常常丢三落四。

(2)多动,至少有下列 4 项

1)需要静坐的场合难于静坐或在座位上扭来扭去。

2)上课时常小动作,或玩东西,或与同学讲悄悄话。

3)话多,好插嘴,别人问话未完就抢着回答。

4)十分喧闹,不能安静地玩耍。

5)难以遵守集体活动的秩序和纪律,如游戏时抢着上场,不能等待。

6)干扰他人的活动。

7)好与小朋友打斗,易与同学发生纠纷,不受同伴欢迎。

8)容易兴奋和冲动,有一些过火的行为。

9)在不适当的场合奔跑或登高爬梯,好冒险,易出事故。

2.严重标准　对社会功能(如学业成绩、人际关系等)产生不良影响。

3.病程标准　起病于 7 岁前(多在 3 岁左右),符合症状标准和严重标准至少已 6 个月。

4.排除标准　排除精神发育迟滞、广泛发育障碍、情绪障碍。

【治疗原则】

由于儿童多动症病因复杂,症状多样,治疗方法的选择,除了针对病因和临床表现外还要根据患儿个人和家庭情况综合考虑。

(一)药物治疗

早在 20 世纪 30 年代就已经发现中枢兴奋剂对控制儿童多动症有效。经过数十年的研究和使用,中枢兴奋剂对儿童多动症的治疗效果得到肯定。

常用中枢兴奋剂包括利他林,苯丙胺,匹莫林,其中利他林最为常用。

注意,药物治疗仅限于严重的多动患儿。用药剂量视患儿年龄和体重不同而不同。常用剂量为:利他林 5～20mg/d,须由小剂量开始,早餐后顿服,如药物剂量较大,可于早、午餐后两次服。最好实行药物假日,即星期六、日及节假日停药。一般疗程为数月或数年,根据疗效及不良反应决定剂量的调整和用药时间。6 岁以下或青春期以后原则上不用药。此类药物见效快,短期效果好。为提高远期疗效必须与其他疗法配合,特别是行为矫正疗法。

利他林主要不良反应是:食欲下降、失眠、情绪易波动及生长迟缓。因此,除严格选药、合理使用包括药物假日外,还要定期监测身高和体重变化。

其他药物:如氯丙嗪、氟哌啶醇、维思通等对多动和冲动行为也有一定效果,但考虑到药物的不良反应和治疗的长期性,抗精神病药应慎用。

(二)饮食疗法

Egger 等 1985 年提出饮食可导致儿童多动以来,对多动症儿童的饮食研究很多,但说法不一。20 世纪 90 年代,随着神经、精神免疫学的进展,人们发现食品添加剂和食用色素可导致食源性变态反应而影响儿童的行为,导致多动症。因此,饮食中应尽量避免这些食物。同时保证进食富含维生素和微量元素的食品。

(三)心理行为治疗

1.家庭心理治疗　针对亲子关系类型和家庭教育模式,给家长以劝教和指导。

(1)弄清孩子多动的生理和心理基础。

(2)解除患儿父母的焦虑和担心。

(3)指导治疗异常行为表现的方法。

2.环境调控　使家长、老师明白改造孩子的学校和家庭环境对控制多动行为同样是有益的。

(1)使患儿置身于一个小的、稳定而没有干扰的学习环境中。

(2)合理安排患儿学习与活动时间。

(3)改变家庭或教室的布局,排除不良刺激物。

(4)严格控制孩子在家里和学校活动的频度,以及与小朋友接触的情况。

3.行为矫正　可采用奖惩疗法、系统脱敏疗法及消退法;可以个别进行,也可以集体形式相互促进。

4.学习指导　采用个别补习的形式,对伴有学习困难的儿童进行特殊教育。包括学习技能、学习方法和学习内容。全方位地进行循序渐进的指导。

总之,儿童多动症的治疗方法很多,治疗成功的关键在于治疗方案的个体化、综合化。即根据患儿的特点,综合药物、心理、饮食、环境和学习指导多种方法。同时注意健全人格的培养。据 Satterfield(1987)采用多模式综合治疗 3 年经验分析,证明这是一种行之有效的治疗措施。此病预后大多数较好,但有明显的合并人格及品行障碍的倾向,需特别注意。

第二节　抽动障碍

抽动障碍是一组主要发病于儿童期,原因未明,表现为运动肌肉和发声肌肉抽动的疾病。根据发病年龄、病程、临床表现和是否伴有发声抽动分为短暂性抽动障碍、慢性运动或发声抽动障碍以及 Tourette 综合征三种临床类型。

【病因和发病机制】

病因不清,Tourette 综合征、慢性运动或发声抽动障碍以生物学因素,特别是遗传因素为主要病因。短暂性抽动障碍可能以生物学因素或心理因素之一为主要发病原因,也可能两者皆有,若以生物学因素为主,则容易发展成慢性抽动障碍或 Tourette 综合征;若以心理因素为主,则可能是暂时性应激或情绪反应,在短期内自然消失。

1.**遗传学**　研究已证实遗传因素与 Tourette 综合征发病有关,但遗传方式不清。

2.**神经生化学**　多巴胺假说认为 Tourette 综合征与多巴胺过度释放或突触后多巴胺 D_2 受体的超敏有关,氟哌啶醇、哌迷清等多巴胺受体拮抗剂可减少抽动症状,哌甲酯、苯丙胺、匹莫林等多巴胺兴奋剂则加重抽动症状。5-HT 假说的依据是 Tourette 综合征患者色氨酸羟化酶活性低下,40％患者对 5-HT 再摄取抑制剂有效,Tourette 综合征与强迫症可能存在病因学联系,而 5-HT 在强迫症的病因学中具有重要意义。有研究认为本病与中枢去甲肾上腺素能系统功能亢进有关,其依据是应激情况下抽动症状加重,脑脊液中去甲肾上腺素的代谢产物 3-甲氧基4-羟基苯乙二醇(MHPG)水平增高,降低中枢去甲肾上腺素能活性的药物可乐定对本病有治疗效果。

3.**心理因素**　儿童在家庭、学校以及社会中遇到的各种心理因素,或者能引起儿童紧张、焦虑情绪的原因都可能诱发抽动症状,各种类型的抽动障碍都可能在应激或焦虑的影响下加重。如家庭气氛压抑、刻板,家长对儿女管束过于严厉、挑剔,或热衷于搞与儿女的年龄和资质天赋不相称的高强度、高要求的"智力开发"或能力训练等。

4.**其他**　研究发现,继发于链球菌感染后的自身免疫可能导致 Tourette 综合征。部分患者有围生期并发症,如产伤、窒息、早产、出生低体重,也有少数有头部外伤史。

【临床表现】

(一)基本症状

抽动主要表现为运动抽动或发声抽动,发生在单个部位或多个部位,包括简单或复杂性抽动两种形式。运动抽动的简单形式是眨眼、耸鼻、歪嘴、耸肩、转肩或斜肩等,复杂形式如蹦跳、跑跳和拍打自己等。发声抽动的简单形式是清理喉咙、吼叫声、嗤鼻子、犬叫声等,复杂形式是重复语言、模仿语言、秽语(骂脏话)等。

抽动症状的共同特点是不随意、突发、快速、重复和非节律性,可以受意志控制在短时间内暂时不发生,但却不能较长时间地控制自己不发生抽动症状。在受到心理刺激、情绪紧张、躯体疾病或其他应激情况下发作较频繁,睡眠时症状减轻或消失。

(二)临床类型

1.短暂性抽动障碍　又称抽动症,为最常见类型。主要表现为简单的运动抽动症状。首发于头面部者最多,如眨眼、耸鼻、皱额、张口、侧视、摇头、斜颈和耸肩等。少数表现为简单的发声抽动症状,如清嗓、咳嗽、吼叫、嗤鼻、犬叫或"啊"、"呀"等单调的声音。也可见多个部位的复杂运动抽动,如蹦跳、跑跳和拍打自己等。部分患者的抽动始终固定于某一部位,另一些患者的抽动部位则变化不定,可从一种表现转变为另一种表现。例如,开始为眨眼,持续1~2个月后眨眼消失,继之以斜颈。还有部分患者可能表现为多个部位的运动抽动症状,如有皱额、斜颈和上肢抽动等。抽动症起病于学龄早期,在4~7岁儿童最常见,男性为多。抽动症状在一天内多次发生,至少持续2周,但不超过1年。

2.慢性运动或发声抽动障碍　多数患者表现为简单或复杂的运动抽动,少数患者表现为简单或复杂的发声抽动,一般不会同时存在运动抽动和发声抽动。抽动部位除头面部、颈部和肩部肌群外,还常发生在上下肢或躯干肌群,且症状表现形式一般持久不变。某些患者的运动抽动和发声抽动在病程中交替出现。例如,首发为简单的皱额和踢腿,持续半年后这些症状消退,继之以清嗓声。抽动的频度可能每天发生,也可能断续出现,但发作的间歇期不会超过2个月。慢性抽动障碍病程持续,往往超过1年以上。

3.Tourette综合征　又称发声与多种运动联合抽动障碍或抽动秽语综合征。以进行性发展的多部位运动抽动和发声抽动为主要特征。一般首发症状为简单的运动抽动,以面部肌肉的抽动最多,呈间断性,少数患者的首发症状为简单的发声抽动。随病程进展,抽动的部位增多,逐渐累及到肩部、颈部、四肢或躯干等部位,表现形式也由简单抽动发展为复杂抽动,由单一运动抽动或发声抽动发展成两者兼有,发生频度也增加。其中约 30％出现秽语症或亵渎行为。多数患者每天都有抽动发生,少数患者的抽动呈间断性,但发作的间歇期不会超过 2 个月。病程持续迁延,对社会功能影响很大。

(三)其他症状

部分患者伴有重复语言和重复动作,模仿语言和模仿动作。40％～60％合并强迫性格和强迫症状,50％～60％合并多动症。尚可合并情绪不稳或易激惹、破坏行为和攻击性行为、睡眠障碍、幻听、被动体验等症状。使用中枢兴奋剂治疗多动症常诱发抽动症状或使原有的抽动症状加重。

(四)实验室检查

50％～60％脑电图异常,合并多动症者的脑电图异常率更高。表现为 β 慢波和棘波增多,出现在额叶中部。有的患者常规脑电图正常,但在诱发实验时异常,如手的简单和复杂运动诱发实验中额叶中部的 α 波减少,在音乐听觉诱发实验时额叶和顶叶的 α 波减少。但目前的研究尚未发现脑电图和脑地形图有确切的特异性生物学标志。

10％ Tourette 综合征患者的 CT 有非特异性异常,正电子发射断层成像(PET)示脑基底节部位对葡萄糖的利用率高。

【病程与预后】

短暂性抽动障碍预后良好,症状在短期内逐渐减轻或消失。慢性运动或发声抽动的症状迁延,但对生活、学习和社会适应能力影响不大。Tourette 综合征预后较差,需要较长时间服药才能控制症状;一旦停止治疗,症状又会复现,再次用药可以再度减轻症状;若合并多动症、惊恐障碍、品行障碍、抑郁症和阅读困难等问题,对患者的日常生活、学业和社会适应能力影响较大;多数 Tourette 综合征患者在少年后期逐渐好转,少数持续到成年,甚至终身。

【诊断】

根据病史和精神检查,若童年期开始逐渐出现运动抽动和发声抽动,排除其他原因所致,可诊断为抽动障碍。再根据病程、临床表现和是否伴有发声抽动确定抽动障碍的类型。临床上还选用一些定式或半定式检查提纲、评定量表来协助评估抽动症状的形式、严重程度和伴随症状。如 Stobs 抽动障碍检查提纲、Hopkins 运动和发声抽动量表、抽动严重程度总体量表和 Leyton 儿童强迫量表评定。

【鉴别诊断】

1.神经系统疾病　小舞蹈症、肝豆状核变性、癫痫性肌阵挛等神经系统疾病都有运动障碍,但这些疾病除了肢体或躯干的运动异常以外,多有相应的神经系统症状、体征、实验室检查的阳性发现,而且一般没有发声抽动,经相应治疗有效。

2.强迫症　强迫性动作与具有重复刻板特点的运动抽动相似,但强迫症状是有意识的动作,患者主观上知道自己的动作无意义、不必要,有克服的愿望,由于这种自我强迫和反强迫的同时存在使患者感到焦虑和痛苦,部分强迫性动作继发于强迫性怀疑等强迫性思维。抽动障碍则缺乏这些特点,可与之鉴别。

3.癔症　儿童癔症发作时可表现为抽动样或痉挛样的行为异常,但癔症患者有确切的、强烈的心理因素作为病因,症状变化与心理因素有关,去除心理因素,经过相应的心理治疗以后症状可完全缓解。抽动障碍虽然在应激的情况下症状加重,但在没有心理因素时同样有抽动症状发生。

4.急性肌张力障碍　为抗精神病药物的不良反应,表现为突发的局部肌群的张力增高,持续一段时间后暂时缓解,以颈面部为多,也可发生在肢体,有肯定的抗精神病药服用史。抽动障碍为快速、重复、刻板的肌肉抽动,受意志控制在短时间内可以暂不发生。根据各自的特点可以做出鉴别。但当抽动障碍患者在使用氟哌啶醇治疗过程中出现急性肌张力障碍时,应当仔细鉴别,以免将药物所致的急性肌张力障碍误认为抽动症状的加重而增加药物剂量,导致更严重不良反应。

【治疗】

有药物治疗和心理治疗等方法,根据临床类型和严重程度选用。对短暂性抽动障碍或症状较轻者仅采用心理治疗,一般不需要药物治疗。慢性运动或发声抽动障碍、Tourette 氏综合征或症状严重影响了日常生活和学习者,以药物治疗为主,结合心理治疗。若患者因心理因素起病,则应当积极去除心理因素。

(一)药物治疗

1.氟哌啶醇　有效率 60%～90%。首次剂量 0.5～1mg,每日 1～2 次,观察3～7 天若不良反应不明显,且效果欠佳则增加剂量。在加量过程中应根据治疗效果和不良反应调整剂量。

2.泰必利　有效率约 76%～96%,其特点是锥体外系不良反应较少,适用于 7岁以上患者。常用剂量 50～100mg,每日 2～3 次。常见不良反应为嗜睡、乏力、头昏、胃肠道不适、兴奋、失眠等。

3.哌迷清　疗效与氟哌啶醇相当。文献报道对于伴发多动症者的疗效优于氟哌啶醇。首次剂量 0.5～1mg,每日 1～2 次,观察 3～7d 若不良反应不明显,且效果欠佳时可增加剂量。常用剂量为 1～12mg/d。不良反应较轻微,以锥体外系不良反应常见。可引起心脏传导阻滞,在用药前及治疗过程中应做心电图检查。

4.可乐定　又名苯胺咪唑啉。为 α_2 肾上腺素能受体激动剂,能刺激突触前 α

受体,从而反馈性抑制中枢蓝斑区去甲肾上腺素的合成和释放,降低去甲肾上腺素能活性,减轻抽动症状,有效率50%~86%。治疗过程中极少数的症状可能短暂性加重,但继续用药症状却能逐渐改善。对合并多动症,或因使用中枢兴奋剂治疗多动症而绣发抽动症状者首选此药。口服制剂0.1mg/片,开始剂量每日0.05mg,分2~3次服用。常用剂量每日0.05~0.075mg。耳后贴剂2mg/片,每次0.5~1片,每6天一次。不良反应有嗜睡、低血压、头昏、口干等。有心脏疾病者可出现心律失常或加重心律失常。在使用过程中应定期监测血压和心电图。

5.利培酮　又名维思通,已有报道证实利培酮治疗本病有效,目前国内用于15岁以上青少年患者。用法:初始剂量0.25~0.5mg,每日两次。若1~2周症状缓解不明显则缓慢增量,每3~7d增加0.25~0.5mg,治疗剂量范围0.5~6mg/d。

6.抗抑郁剂氯米帕明、舍曲林　适用于合并强迫症状的抽动障碍。氯米帕明用法:初始剂量25mg/d,分2次口服。以后每3~6d增加剂量一次,每公斤体重每次增加1mg,最大剂量150mg/d,疗程4周以上。舍曲林用法:口服剂量每日25~100mg,治疗4周以上。

(二)心理治疗

主要有家庭治疗、认知治疗和行为治疗。家庭治疗和认知治疗的目的是调整家庭系统,让患者和家属了解疾病的性质、症状波动的原因,消除人际环境中可能对症状的产生或维持有不良作用的因素,减轻患者因抽动症状所继发的焦虑和抑郁情绪,提高患者的社会功能。习惯逆转训练等行为治疗对矫正抽动症状也有一定疗效。

(三)外科治疗

近年来对一些难治性的Tourette综合征尝试采用外科治疗。有文献报道外科手术有效、安全。手术切除与Tourette综合征病理学模式有关的靶结构,影响相应神经回路,达到治疗作用。手术部位有额叶、边缘系统、丘脑、小脑等。手术前必须由精神科、神经内科和神经外科医生组成的治疗小组对诊断的准确性、疾病的严重程度、合并症、曾经使用的治疗方法的合理性及患者对手术的承受能力进行认真评估,并征得患者和家属的同意。

第三节　特发于青少年的情绪和社会功能障碍

特发于童年的情绪障碍是发生在儿童少年时期以焦虑、恐怖、抑郁为主要临床表现的一组疾病。它与成年神经症不同,首先,研究的结果一致显示,有情绪障碍的大多数儿童成年期表现正常,只有少数到成年期出现神经症性障碍。反之,许多成年神经症性障碍患者起病于成年,没有明显的童年精神病理作为先导。因此,发生在这两个年龄段的情绪障碍不具有连续性。其次,许多童年情绪障碍似乎是正常发育趋向的突出化,而不是本身性质异常的现象,因此,可能与成年神经症有不同的心理机制。这一组障碍主要包括童年离别焦虑障碍、童年恐怖性焦虑障碍、童年社交焦虑障碍、同胞竞争障碍等。

　　特发于童年与少年期的社会功能障碍也是一组异源性的障碍,它们都具有始于发育过程中的社会功能异常,但没有明显的涉及所有领域的社会交往的、质的异常,因此不同于孤独症等广泛性发育异常。生活环境的重大变迁或严重闭塞或扭曲被认为在该类障碍的发病中起关键作用。这一组障碍主要包括选择性缄默症、童年反应性依恋障碍、童年脱抑制性依恋障碍等类型。

一、临床表现与诊断要点

(一)童年离别焦虑障碍

　　本病起病于童年早期阶段(学步阶段或学龄前阶段),针对与所依恋的人(通常是父母或其他家庭成员)离别而产生的过度焦虑,焦虑的持续时间和严重程度大大超出同龄儿童在分离场合常见的水平,并且使其社会功能受到明显影响(影响到上幼儿园,进食睡眠,或亲子关系等)。社区调查显示,童年离别焦虑障碍在7~11岁儿童中的发病率为3%~4%。本病的诊断要点如下:

　　1.不现实地、预期忧虑他的主要依恋人可能遇到伤害或害怕他们一去不回。

　　2.不现实地、预期忧虑某种不幸事件,如担心自己走失,被绑架,住院或被杀,因此导致与依恋的人分离。

　　3.因害怕分离而总是不愿或拒绝上幼儿园或上学(不是由于害怕学校的原因)。

　　4.需要依恋的人在身边才能入睡。

　　5.害怕独处,即便白天,主要依恋的人不在身边就害怕待在家里。

　　6.反复出现与离别有关的噩梦。

　　7.当与主要依恋的人分手,如离家或去上学时,反复出现躯体症状(恶心、胃痛、头痛、呕吐等)。

　　8.在与主要依恋人分离的场合马上出现过度的、反复发作的苦恼表现(焦虑、哭喊、发脾气、痛苦、淡漠或社会退缩)。

（二）童年恐怖性焦虑障碍

本症表现为对各式各样的对象或处境的恐惧。起病于特殊的发育年龄阶段，并且恐惧的程度明显超出同年龄阶段儿童的一般水平，甚至会影响到患儿日常必须的活动或家庭生活。临床类型主要包括：①单纯恐怖，以怕黑，怕动物，怕出血等与自然环境及身体安全有关的恐惧为特点。②学校恐怖，对上学产生焦虑、紧张和恐惧，有时伴有自主神经症状或躯体症状，逃避了上学则表现如常。

（三）童年社交焦虑障碍

本症患者表现出对陌生人的持久或反复的害怕和（或）回避；这种害怕可主要针对成人或小伙伴，或两者兼有。同时伴有正常的选择性依恋父母或其他熟悉的人。害怕或者回避见人在程度上超出了患儿的年龄所应有的正常界限，并伴有临床意义上的社会功能失常。

（四）选择性缄默症

选择性缄默症（SM）最初由 Kussmall 1877 年提出，曾被称为失语症或者拒言症，表现为患者讲话的场合及对象具有明显的选择性，且受情绪制约，症状通常持续数月，甚至数年。患者在某些场合（如家庭等）可以表现出充分的语言能力，但在某些要求进行语言交流的特定场合（如学校、社交场合等）却完全不能说话，其发生并非由于器官功能障碍或语言理解障碍等原因引起。多起病于同年早期（5 岁前）。患者常伴有显著的气质特点，如社交焦虑、胆小、退缩、固执、敏感或违抗等。

选择性缄默症主要表现为在某一需要进行语言交流的环境中无法说话，但在其他场合中其语言理解及表达能力均未受损。最常见的缄默场所是学校或面对陌生成人时，有的儿童可以在电话中与人交流，但面对面则不能说话。在家中通常不存在问题，患者在家人面前甚至可以表现为非常健谈，其交流对象的"选择性"通常十分明显。部分患者在家时还表现出易怒、违抗、攻击等行为。

在缄默时，儿童表现为完全沉默，部分偶尔可发出呢喃或单音。症状表现的程度也有差异，有的在缄默的环境中表现得十分羞怯及焦虑，有的即使不能说话，也可以用其他方式与人交流（如某些手势、点头、微笑等）。家长则通常反映孩子从小即使如此。

目前最普遍认为该病属于儿童焦虑。许多早期的研究者认为，患者存在潜在的挑衅行为或存在想要控制交往对象或环境的欲望而主观的选择不说话，因此被视为主观对立违抗行为，但此观点缺乏足够证据。近年来许多研究认为，选择性缄默症为焦虑障碍（包括社交焦虑、分离焦虑、恐惧症等）的症状表现或某种变异形式，两者之间关系密切，在许多严重的病例中多同时出现。Steinhausen 和 Juzi 报告66％的患者存在显著的焦虑症状（如分离焦虑），而外向行为障碍的共病明显减少，如对立违抗、攻击或多动的共病率小于15％。

选择性缄默症与社交恐怖障碍有许多共同点，如对社交、表演等可能出现窘迫情况的场合表现出强烈恐惧感，回避（选择性缄默症表现为缄默；社交恐惧表现为拒绝参与社会交往）以减轻焦虑，在家则存在脱抑制表现等。由于选择性缄默症患者多数均同时存在羞怯、社交恐惧等表现，而在缄默症状缓解后，羞怯、社交焦虑等症状常延续至成年，并且许多研究表明，患者家族中焦虑障碍的患病率高于一般人群，因此，有研究者认为选择性缄默症是社交恐惧症的亚型，而非独立的疾病。

（五）儿童反应性依恋障碍

儿童反应性依恋障碍是指产生于婴幼儿期及童年早期（5岁以前），与异常的教育方式相关的一组综合征。属于发育过程中的社会化功能异常，伴有情绪紊乱并与对周围环境的反应有关，无精神活动的显著的气质型缺陷。患者长期表现出不恰当的社会交往方式，处于精神活动过度抑制和高度警觉，甚至矛盾的状态，表现难以安抚，个别出现体重不增。常与幼时被严重忽视、虐待经历有关（抑制型）；在孤儿院等机构成长或在5岁前频繁更换养育者或养育环境的患者，常表现为毫无选择性的（泛化的）社会化行为，很容易与陌生人建立依恋关系（脱抑制亚型）。教养环境的异常对本病的发病具有关键作用。

儿童反应性依恋障碍分为以下两型：

1.抑制型　患者表现出高度的警觉、恐惧状态，常因为长期被迫顺从粗暴的抚养着所致；或者在社交关系中表现出极度矛盾的情感及行为，在离别与重逢时表现既渴望与人亲近，又同时表现出回避、冷淡、违抗等反应；回避与人目光接触（如被拥抱时极力注视别处），情绪紊乱表现为明显的苦恼，缺乏情感反应、退缩、对自身或他人的痛苦出现攻击性反应，并出现难以安抚的恐惧和过分警觉表现。多数患者对同伴间的交往有兴趣，但无法进行正常的社交活动。可以伴有躯体发育延迟或损害。

2.脱抑制型　该亚型患者在选择社交对象是缺乏选择性，形成泛化的依恋关系，表现在交往中不加选择，对不相关的人显得异常友善，有寻求关注行为，而常使养育者感觉儿童并非真的依恋自己。与同伴则存在交往困难，难以建立亲密和信任的关系，可在环境影响下出现情绪问题或行为问题。

二、治疗

对于这一类障碍的儿童一般都以心理的支持性治疗为主,必要时可以给予稳定情绪、改善焦虑的药物(如小剂量的安定类药物或者新型的抗抑郁药物)。心理的支持性治疗很关键的一环在于对家属(或相关照护人)的咨询与辅导。随着人民物质文化生活水平的提高和计划生育政策的执行,独生子女的情绪、心理发展日益为年轻父母们所重视,由于他们普遍缺乏儿童情绪、行为发展的直接或间接经验,很容易为一些本来常见的在正常范围内的情绪行为问题焦虑,怀疑并不断求证孩子是否患有什么毛病。尤其是当孩子表现为该类障碍的诸多临床表现时,更是如临大敌。这个时候,应该向家属介绍本组障碍的发育性特点,并在具体的行为问题管理上给予父母或者照护人以明确的方法与策略支持。这种支持可以通过父母管理培训班的形式集中提供,也可以通过个体的咨询来实现。父母或亲密照护人自己对孩子的情绪行为问题有一个清晰明确的认识,对可能出现的问题有相应的应对策略和办法,就会表现得不那么惊慌失措,这种焦虑的情绪也就不会传递或影响给孩子。

其次,是针对孩子的心理支持。幼童不同于成年人,很难通过认知说理减轻他们的焦虑或紧张。相反,游戏、绘画、沙盘等为介质的干预者与儿童共同参与的治疗措施往往能有效地鼓励孩子参与到心理的评估与干预的过程中来。

治疗应当注意评估环境事件的影响,儿童自身气质特点、父母养育方式与针对问题行为的习惯性处理方式等,要尽可能减少应激性事件,帮助儿童讲出他们的顾虑或焦虑的内容。对于有特定恐怖障碍的儿童,采用坚定的再保证技术,可以使大多数儿童获得改善。行为的系统脱敏技术也非常奏效。

最后,行为分析治疗为导向的技术与措施对这个年龄阶段的儿童往往有着立竿见影的效果。比如区分强化、消退、塑造、分化训练与泛化训练等原理与技术的应用。

第十章　精神疾病治疗

　　精神疾病的治疗主要包括药物治疗、心理治疗和电抽搐治疗等。药物治疗是改善精神障碍的主要和基本措施。心理治疗是运用心理学的理论和技术改变患者的认知、心境和行为模式等，尤其适用于神经症的治疗。改良式电抽搐治疗在精神障碍急性期的治疗中具有一定的优势，而胰岛素休克治疗和神经外科疗法等现已很少或限制使用。

第一节　药物治疗

　　20 世纪 50 年代初，第一个合成药物氯丙嗪用于治疗精神障碍，开创了现代精神药物治疗的先河。由于对大脑及其障碍的机制了解有限，精神障碍的药物治疗仍然是对症性的、经验性的。近十多年来，精神障碍的药物治疗学是临床医学领域内发展最为迅速的学科之一，如今已能够根据靶症状可能的病理机制和现有药物的作用加以人工合成，各类新的精神药物正在不断研发上市。

　　精神药物根据临床作用特点可分为：①抗精神病药物；②抗抑郁药物；③心境稳定剂或抗躁狂药物；④抗焦虑药物。

一、抗精神病药物

　　抗精神病药物主要用于治疗精神分裂症和其他具有精神病性症状的精神障碍。

　　1.分类

　　(1)传统抗精神病药：又称神经阻滞剂、典型抗精神病药。其主要药理作用为阻断中枢多巴胺 D_2 受体，治疗中可产生锥体外系不良反应和催乳素水平升高。代表药为氯丙嗪、氟哌啶醇等。

（2）新型抗精神病药物：又称非传统抗精神病药、非典型抗精神病药等。第二代药物治疗剂量通常较少或不产生锥体外系症状和催乳素水平升高。如氯氮平、利培酮、奥氮平、喹硫平、齐哌西酮等。

根据化学结构，还可将抗精神病药物分为：①吩噻嗪类；②硫杂蒽类；③丁酰苯类；④苯甲酰胺类；⑤新型抗精神病药。

2.作用机制　目前认为，几乎所有的抗精神病药物都能阻断脑内多巴胺受体（尤其是多巴胺 D_2 受体）而具有抗精神病作用。新一代抗精神病药在阻断多巴胺 D_2 受体基础上，还通过阻断脑内 5-羟色胺受体（主要是 $5-HT_{2A}$ 受体），增强抗精神病作用，减少多巴胺受体阻断引起的不良反应。

抗精神病药物有多巴胺受体、5-羟色胺受体、肾上腺素能受体、胆碱能受体和组胺受体阻断作用，而引起锥体外系不良反应、催乳素水平升高、镇静作用、直立性低血压、心动过速、性功能减退、射精延迟、口干、便秘、排尿困难、视物模糊、记忆障碍、镇静作用和体重增加等不良反应。

3.临床应用

（1）适应证与禁忌证：主要用于治疗精神分裂症、控制躁狂发作，还可以用于其他具有精神病性症状的非器质性或器质性疾病。严重的心血管疾病、肝脏疾病、肾脏疾病、有严重的全身感染、甲状腺功能减退和肾上腺皮质功能减退、重症肌无力、闭角型青光眼、既往同种药物过敏者禁用。

（2）用法和剂量

1）急性期的治疗：对于合作的患者，以口服给药为主。通常逐渐加大药量。一般于 1～2 周加至有效治疗剂量。急性期症状在治疗 2～4 周后可开始改善。剂量足够治疗 4～6 周无效或疗效不明显者，可考虑换药。症状较为彻底地缓解后，仍要以原有剂量巩固治疗 4～6 月，然后缓慢减量进入维持治疗期。用药和剂量应针对患者的具体情况进行个体化治疗。

对于严重兴奋躁动以及不合作的患者，可采用深部肌内注射给药，应短期使用。通常使用氟哌啶醇或氯丙嗪。一般来说，肌注氟哌啶醇 5～10mg 或氯丙嗪 50～100mg，必要时 24h 内每 6～8h 重复一次，也可以采用静脉注射或静脉滴注给药。如出现肌张力障碍可给予东莨菪碱 0.3mg 肌肉注射。

针对不安静的患者，也可以应用苯二氮䓬类药物注射给药，如地西泮（安定）和氯硝西泮等。

2）维持治疗：长期维持治疗可以显著减少精神分裂症的复发。一般维持剂量要比治疗剂量低，传统抗精神病药物的维持剂量是治疗剂量的 1/2～2/3 左右；除氯氮平外,新一代药物要用略低于急性期有效剂量的药量维持治疗。对于首发的、缓慢起病的精神分裂症患者,需要维持治疗 2～5 年。急性发作、缓解迅速彻底的患者,可以相对缩短维持治疗时间。反复发作、经常波动或缓解不全的患者常需要终身用药。

长效制剂在维持治疗上有一定的优势,只要 1～4 周给药一次,用药方便,提高了依从性。

4.不良反应和处理

(1)锥体外系反应:是传统抗精神病药物治疗最常见的神经系统不良反应,包括:

1)急性肌张力障碍:出现最早。呈现不由自主的眼上翻、斜颈、颈后倾、面部怪相和扭曲、吐舌、张口困难、角弓反张和脊柱侧弯等。处理:肌注东莨菪碱 0.3mg 可缓解。有时需减少药物剂量,加服抗胆碱能药如盐酸苯海索,或换服锥体外系反应低的药物。

2)静坐不能:在治疗 1～2 周后最为常见,发生率约为 20%。表现为无法控制的激越不安、不能静坐、反复走动或原地踏步。处理:苯二氮䓬类药和 β 受体阻滞剂如普萘洛尔(心得安)等有效。可以需减少药物剂量,或换用锥体外系反应低的药物。

3)类帕金森症:最为常见。治疗的最初 1～2 个月发生率可高达 56%。表现可归纳为:运动不能、肌张力高、震颤和自主神经功能紊乱。处理:服用抗胆碱能药物盐酸苯海索,抗精神病药物的使用应缓慢加量。

4)迟发性运动障碍:多见于持续用药几年后。以不自主的、有节律的刻板式运动为特征。最早体征常是舌或口唇周围的轻微震颤。处理:尚无有效治疗药物,关键在于预防。抗胆碱能药物会促进和加重 TD,应避免使用。

(2)恶性综合征:是一种少见的、严重的不良反应。临床特征是:意识波动、肌肉强直、高热和自主神经功能不稳定。最常见于氟哌啶醇、氯丙嗪和氟奋乃静等药物治疗时。处理是停用抗精神病药物,给予支持性治疗。

(3)自主神经的不良反应:抗胆碱能的不良反应表现为:口干、视力模糊、排尿困难和便秘等。严重反应包括尿潴留、麻痹性肠梗阻和口腔感染。α 肾上腺素能阻滞作用表现为:直立性低血压、反射性心动过速以及射精的延迟或抑制。

(4)代谢内分泌的不良反应:催乳素分泌增加多见,妇女中常见泌乳、闭经和性快感受损。男性较常见性欲丧失、勃起困难和射精抑制。氯丙嗪等可以抑制胰岛素分泌,导致血糖升高和尿糖阳性。

体重增加多见,与食欲增加和活动减少有关。患者应节制饮食。

(5)其他不良反应:抗精神病药物还有多种不常见的不良反应。抗精神病药对肝脏的影响常见的为天冬氨酸氨基转氨酶(ALT)一过性升高,可自行恢复。

粒细胞缺乏罕见,氯氮平发生率较高,氯丙嗪和硫利达嗪有偶发的病例。应用这些药物时应常规定期检测血象。

部分抗精神病药可导致心电图的 QT 间期延长等。在老年人中,药物引起的心律失常会危及生命。

5.常用抗精神病药物

(1)氯丙嗪:既有较强镇静作用,又有抗幻觉、妄想作用。多为口服给药,也有注射制剂可用于快速有效地控制患者的兴奋和急性精神病性症状。较易产生直立性低血压、锥体外系反应、抗胆碱能反应(如口干、便秘、心动过速等)、催乳素水平升高以及皮疹。

(2)奋乃静:有抗幻觉、妄想作用。自主神经不良反应较少。适用于老年或伴有脏器(如心、肝、肾、肺)等躯体疾病患者。主要不良反应为锥体外系症状。

(3)氟奋乃静:口服给药或肌内注射长效制剂。主要不良反应是锥体外系症状。

(4)氟哌啶醇:可控制患者的兴奋和急性精神病性症状,注射剂常用于处理精神科的急诊问题。小剂量也可用于治疗儿童多动症及抽动秽语综合征。主要不良反应为锥体外系症状。

(5)五氟利多:为氟哌啶醇口服长效制剂,每周给药一次。主要不良反应为锥体外系症状。

(6)舒必利:具有较强抗精神病作用。静脉滴注可以用于缓解患者的紧张性症状。主要不良反应为引起内分泌变化,如泌乳、闭经。

(7)氯氮平:具有较强抗精神病作用和很强镇静作用。用于治疗难治性病例。主要不良反应是粒细胞缺乏症,使用中应监测血常规,尤其在使用初期,与剂量无关。体重增加、心动过速、便秘、排尿困难、流涎等多见。此外还可见体温升高、癫痫发作、恶性综合征。该药几乎不引起锥体外系反应及迟发性运动障碍。

(8)利培酮:对阳性症状、阴性症状、情感症状疗效均较好。由于有效剂量小、锥体外系反应轻、抗胆碱能作用及镇静作用小,治疗依从性较好。较大剂量可能出现锥体外系反应,要缓慢加量。主要不良反应为头晕、激越、失眠以及体重增加、泌乳、闭经等。

(9)奥氮平:化学结构和药理作用与氯氮平类似,但对血象无明显影响。锥体外系反应少见,治疗依从性较好。主要不良反应为引起头晕、嗜睡、便秘、体重增加等。

(10)喹硫平:对精神分裂症阳性症状、阴性症状、情感症状均有较好的疗效,对情感症状也有良好疗效。几乎不引起锥体外系反应及迟发性运动障碍,治疗依从性较好。主要不良反应是嗜睡、直立性低血压等。

二、抗抑郁药物

抗抑郁药物是一类治疗各种抑郁状态的药物,但不会提高正常人情绪。部分抗抑郁药物对强迫、惊恐和焦虑情绪有治疗效果。

1.三环类抗抑郁药(TCAs)　米帕明1957年开始应用于临床,是最早发现的具有抗抑郁作用的化合物。

(1)作用机制早期的研究认为,TCAs阻断了神经末梢对NE和5-HT的再摄取,以增加突触间隙单胺类递质的浓度,起到抗抑郁作用。除了阻滞NE和5-HT的再摄取而起到治疗作用外,三环类抗抑郁药和传统抗精神病药一样也具有M_1、α_1和H_1受体阻断作用,可以导致口干、便秘、视物模糊、头晕、直立性低血压、镇静、嗜睡和体重增加等不良反应。

(2)临床应用

1)适应证和禁忌证:适用于治疗各类以抑郁症状为主的精神障碍,如内源性抑郁、恶劣情感障碍、反应性抑郁以及器质性抑郁等。还用于治疗焦虑症、惊恐发作和恐惧症。氯米帕明则常用于强迫症的治疗。严重心肝肾疾患、粒细胞减少、青光眼、前列腺肥大、妊娠禁用。

2)用法和剂量:从小剂量开始,并根据不良反应和临床疗效,用1~2周的时间逐渐增加到最大有效剂量。抗抑郁疗效要在用药2~4周后出现。抑郁症状已缓解后,应以有效治疗剂量继续巩固治疗4~6个月,随后进入维持治疗阶段。维持剂量通常低于有效治疗剂量,一般维持6个月或更长时间。最终缓慢逐步减、停药物。反复频繁发作者应长期维持,预防复发。

(3)不良反应及其处理

1)抗胆碱能不良反应:是最常见的不良反应。表现为口干、便秘、视物模糊等。严重者可出现尿滞留、肠麻痹。处理:减少抗抑郁药物的剂量,必要时加拟胆碱能药对抗不良反应。

2)心血管不良反应:是主要的不良反应。α肾上腺素能受体的阻断可发生直立性低血压、心动过速、头晕等。

3)性方面的不良反应:包括阳痿、射精障碍、男性和女性性兴趣和性快感降低。性功能障碍会随抑郁症状的好转和药量的减少而改善。

4)过敏反应:轻度皮疹,经过对症治疗可以继续用药;对于较严重的皮疹,应当逐渐减、停药物。

5)过量中毒:超量服用或误服可发生严重的毒性反应,危及生命。

2.单胺氧化酶抑制剂(MAOIs)　主要分为两大类型:一类称为不可逆性MAOIs,因不良反应大,禁忌较多,临床上已基本不用;另一类为可逆性 MAOIs,以吗氯贝胺为代表。

MAOIs 作为二线药物,主要用于三环类或其他药物治疗无效的抑郁症。

3.新型抗抑郁药物　新型抗抑郁药物与传统药物相比疗效相当,毒不良反应小,使用安全。

(1)选择性 5-羟色胺再摄取抑制剂(SSRIs):是 20 世纪 80 年代用于临床的一类新型抗抑郁药物。目前常用于临床的有:氟西汀、帕罗西汀、舍曲林、氟伏沙明和西酞普兰。这类药物选择性抑制突触前膜对 5-HT 的回收,对 NE 影响很小,几乎不影响 DA 的回收。这类药物的适应证包括抑郁症、强迫症、惊恐症和贪食症等,但不同的 SSRIs 对不同靶症状的剂量、起效时间、耐受性和疗效不同。

(2)其他递质机制的新型抗抑郁药物

1)米安色林和米氮平:其药理作用主要是拮抗突触前 α_2 肾上腺素受体,以增加去甲肾上腺素能的传递。还对 5-HT$_2$ 和 H$_1$ 受体具有阻断作用。因此,除抗抑郁作用外,还有较强的镇静和抗焦虑作用。有体重增加、镇静不良反应,少有性功能障碍或恶心、腹泻。

2)文拉法辛:该药低剂量仅有 5-HT 再摄取阻滞,中至高剂量有 5-HT 和 NE 再摄取阻滞,非常高的剂量有 DA 以及 5-HT 和 NE 再摄取阻滞。起效较快。中至高剂量用于严重抑郁和难治性抑郁的患者。低剂量时不良反应与 SSRIs 类似,如恶心、激越、性功能障碍和失眠;中至高剂量时不良反应为失眠、激越、恶心以及头痛和高血压。撤药反应常见,如胃肠反应、头晕、出汗等。

3)其他药物:如曲唑酮、奈法唑酮、安非他酮和噻奈普汀等新型抗抑郁药也用于临床。

三、心境稳定剂

心境稳定剂（也译为情绪稳定剂），又称抗躁狂药物，是治疗躁狂以及预防双向情感障碍的躁狂或抑郁发作的一类药物。主要包括锂盐（碳酸锂）和某些抗癫痫药如卡马西平、丙戊酸盐等。

1.碳酸锂　是锂盐的一种口服制剂，为最常用的抗躁狂药物。

（1）作用机制：锂盐的作用机制目前尚未阐明，主要集中在电解质、中枢神经递质、环磷酸腺苷几个方面。

（2）临床应用

1）适应证和禁忌证：碳酸锂的主要适应证是躁狂症，它是目前治疗躁狂症的首选药物，对躁狂症和双相情感障碍还有预防复发作用。急慢性肾炎、肾功能不全、严重心血管疾病、重症肌无力、妊娠头 3 个月以及缺钾或低盐饮食患者禁用。

2）用法和剂量：250mg/次，每日 2～3 次，逐渐增加剂量，有效剂量范围为750～1500mg/日，偶尔可达 2000mg/d。一般至少 1 周才能起效，6～8 周可以完全缓解，再以有效治疗剂量继续巩固治疗 2～3 月。停药应逐步缓慢进行。

锂盐的中毒剂量与治疗剂量接近，有必要监测血锂浓度。在治疗急性病例时，血锂浓度宜为 0.8～1.0mmol/L，超过 1.4mmol/L 易产生中毒反应，尤其老年人和有器质性疾病患者易发生中毒。

3）维持治疗：锂盐的维持治疗适用于双相障碍及躁狂症的反复发作者。维持治疗在第二次发作缓解后给予，维持时间可考虑持续到病情稳定达到既往发作2～3 个循环的间歇期或持续 2～3 年。维持治疗量为治疗量的一半，即每日 500～750mg，保持血锂浓度约为 0.4～0.8mmol/L。躁狂首次发作治愈后，一般可以不用维持治疗。

4）不良反应：锂中毒先兆：表现为呕吐、腹泻、粗大震颤、抽动、呆滞、困倦、眩晕、构音不清和意识障碍等。应检测血锂浓度，如血锂超过 1.4mmol/L 时应减量。如临床症状严重应立即停止锂盐治疗。

2.抗癫痫药物　有数种抗癫痫药物可以作为心境稳定剂。常用的是丙戊酸盐和卡马西平。近年开发的一些新型抗癫痫药物，如加巴喷丁、拉莫三嗪和托吡酯等也用于情感性精神障碍的治疗。

四、抗焦虑药物

抗焦虑药物，目前应用最广的为苯二氮䓬类，其他还有丁螺环酮、β肾上腺素受体阻滞剂如普萘洛尔、二环类抗抑郁药、单胺氧化酶抑制剂和新型抗抑郁药以及部分抗精神病药（小剂量使用）均有抗焦虑作用。苯二氮䓬类除了抗焦虑作用外，常作为镇静催眠药物使用，因此被滥用现象较严重，如何合理应用还是值得注意的问题。

第二节　心理治疗

一、概述

心理治疗又称精神治疗，医务人员运用心理学的理论和技术，通过其言语、表情、举止行为并结合其他特殊的手段来改变病人不正确的认知活动、情绪障碍和异常行为的一种治疗方法。过去，由于受生物医学模式教育的影响，除精神科医生外，一般临床各科医生在对病人进行治疗时，只重视药物、手术和理疗等方式，并未认识到心理治疗的重要性和必要性。实际上，医务人员在接触和诊治病人的过程中，其言语、行为都会影响病人的心理活动，如果能因此改善他的心理状态，消除或减轻他心中的痛苦，改变他对人对事的态度和行为方式，就会起到心理治疗的作用。在医疗实践中，心理治疗与药物、手术和理疗一样具有治疗作用。每一位医务人员在与病人的整个交往过程中，总在有意或无意地施加心理影响，并对病人的疾病起到一定的（有时甚至是主要的）治疗作用。

随着医学对病人所起作用的研究日趋深入和全面，认识到对于某些疾病虽然已有一定特效的治疗手段，但是也只有当病人动员起自身的能量，积极参与到治疗活动中，才能获得更为满意的疗效。随着医学心理学发展，逐步建立了一套用开导、启迪等心理学的方法，改变病人的认知活动，调动其积极性，促使疾病向良性方向发展，心理治疗也就被当作一门独立和专门的技术而应用于临床各科中。

心理治疗自古以来就存在。早在氏族社会，部落中如有人生病，就被认为是大自然中的"神灵"降灾所致，为此采取祭祀、还愿或赎罪的方式以求免除灾祸。祭司或巫医在神秘庄重的宗教仪式中运用"神灵"的力量为病人驱邪除魔，病人及其家属则顶礼膜拜。这种气氛给病人带来希望和信心,稳定了病人因恐惧而骚扰的情绪,部分病人由此而被治愈,这其实就包含有心事治疗的成分。在圣经里也记载了很多盲、聋、哑人和不能走路的跛子,来到耶稣基督跟前,接受他的抚摸,结果残祛病愈。推论这些病人当中难免有不少是患有癔症之类的病人。此外,各种宗教里都有关于上帝、神、佛或者圣人治病的记载,病人都是信仰他们的,即"诚则灵"达到恢复健康的,这些都说明了心理治疗的历史源远流长。

当人类步入封建社会后,生产力的迅速发展促使了职业上的分工,对人类疾病的治疗多由专门从事医疗职业的医生来承担,他们从实践中摸索出如草药、单方、验方、针刺、按摩等形式的治疗手段。这些措施并不一定都有治疗作用,其中有一些甚至还会起到伤害性作用(如放血、峻泻、烧灯花等),但医生在治病过程中常先进行一套仪式如沐浴、更衣、焚香等,然后才进行望、闻、问、切等诊断操作程序,这些都给病人及其家属以信任感,起到心理治疗的效应。两千多年前,《黄帝内经》就已意识到心理治疗的重要性:"精神不进,志意不治,病乃不愈",十分强调"治神入手"、"治神为本"。在西方,早在古埃及和古希腊时代就对心理治疗相当重视,如强调要把"言语"作为一种治疗疾病的工具,也有的使用惊吓作为治疗某些疾病的手段,如让精神病人走过在河中搭起的特制的桥,当病人行至桥中央活动亭子时,突然落入桥下冷水中,受惊后使疾病好转(因之,这种桥被为"疯人之桥")。

进入中世纪后,由于神学和宗教的无上权威,阻碍了科学与医学的进步,把精神病人当作魔鬼附体而采用锁绑、吊打、烧灼等摧残肉体的方法来驱魔,阻碍了心理治疗方法的应用。直到1792年在法国精神病学家比奈的倡导下,去掉疯人院中精神病人的铁链与枷锁,用人道主义的方法对待精神病人,心理治疗才又重新得到发展。

19世纪Braid、Charot、Janet和弗洛德等学者对18世纪末开始流行的催眠术和催眠现象做了研究,并把它当作治疗精神病的主要手段之一。弗洛伊德在此基础上创立了心理分析疗法,大大推动了心理治疗的发展。他所建立的一整套心理治疗的理论和方法成为心理治疗发展史上的一个里程碑,影响深远。心理分析疗法成为20世纪前半叶占主导地位的治疗,为精神科的医生们广泛使用,心理治疗遂成为主要应用于精神科的一种专门技艺。20世纪50年代以后,随着其他学科的知识和技术的渗入,心理治疗的方法和种类日益增多,人们对心理治疗的需要也不断增长,从事心理治疗工作的也不再仅仅是精神科医生,而扩大到临床心理学家、社会工作者及牧师等。各种专业的人员,如儿科医生、儿童保健人员、幼儿园和小学教师、管理青少年罪犯的司法工作者等都要求掌握一些心理治疗的知识和技术,心理治疗已不再局限于医生和病人。特别是艾森克、沃尔普(Wolpe)等人创立了行为疗法,通过学习理论的原理来改变不适宜的行为,使心理治疗的病种更为广泛,并因具有较理想的效果而成为时髦的治疗方法。

二、心理治疗的概念及基本要求

(一)心理治疗的概念

心理治疗是一类应用心理学原理和方法,由专业人员有计划地实施的治疗疾病的技术。心理治疗人员通过与患者建立治疗关系与互动,积极影响患者,达到减轻痛苦、消除或减轻症状的目的,帮助患者健全人格、适应社会、促进康复。心理治疗要遵循科学原则,不使用超自然理论。

(二)心理治疗的人员资质

以下两类在医疗机构工作的医学、心理学工作者可以成为心理治疗人员:

1.精神科(助理)执业医师并接受了规范化的心理治疗培训。

2.通过卫生专业技术资格考试(心理治疗专业),取得专业技术资格的卫生技术人员。

(三)心理治疗的对象

【适应证】

心理治疗的服务对象是心理问题严重、需要系统性心理治疗的人员,以及符合精神障碍诊断标准《国际疾病分类(ICD-10)精神与行为障碍分类》的患者。

心理治疗的适应证包括以下种类:

1.神经症性、应激相关的及躯体形式障碍;

2.心境(情感)障碍;

3.伴有生理紊乱及躯体因素的行为综合征(如进食障碍、睡眠障碍、性功能障碍等);

4.通常起病于儿童与少年期的行为与情绪障碍;

5.成人人格与行为障碍;

6.使用精神活性物质所致的精神和行为障碍;

7.精神分裂症、分裂型障碍和妄想性障碍;

8.心理发育障碍,以及器质性精神障碍等。在针对以上各类精神障碍的治疗中,心理治疗可以作为主要的治疗方法,也可以作为其他治疗技术的辅助手段。

【禁忌证】

1.精神病性障碍急性期患者,伴有兴奋、冲动及其他严重的意识障碍、认知损害和情绪紊乱等症状,不能配合心理治疗的情况。

2.伴有严重躯体疾病患者,无法配合心理治疗的情况。

(四)心理治疗的场所

1.心理治疗属于医疗行为,应当在医疗机构内开展。

2.医疗机构应该按照心理治疗工作的需要,设置专门的心理治疗场所。

(五)心理治疗的伦理要求

1.心理治疗人员应有责任意识,在自身专业知识和能力限定范围内,为服务对象提供适宜而有效的专业服务。如果需要拓展新的专业服务项目,应接受相应的专业培训和能力评估。应定期与专业人员进行业务研讨活动,在有条件的地方应实行督导制度。当自身的专业知识和能力以及所在场所条件不能满足服务对象需要时,应及时转介。

2.心理治疗人员应当建立恰当的关系及界限意识。尊重服务对象(包括患者及其亲属),按照专业的伦理规范与服务对象建立职业关系,促进其成长和发展。

(1)应平等对待患者,不因患者的性别、民族、国籍、宗教信仰、价值观等因素歧视患者。

(2)应对自己的专业身份、所处的位置对患者可能产生的潜在影响有清楚的认识;应努力保持与患者之间客观的治疗关系,避免在治疗中出现双重关系,不得在治疗关系之外有其他关系,不得利用患者对自己的信任或依赖谋取私利。一旦治疗关系超越了专业的界限,应采取适当措施终止这一治疗关系。

3.应当尊重服务对象的知情同意权,让服务对象了解服务的目的、主要内容及局限性、自身权益等信息,征得服务对象同意后提供服务。

4.应当遵循保密原则,尊重和保护服务对象的隐私权;向接受治疗的相关人员说明保密原则,并采取适当的措施为其保守秘密。但法律、法规和专业伦理规范另有规定的除外。

(1)以下情况按照法律不能保密,应该及时向所在医疗机构汇报,并采取必要的措施以防止意外事件的发生,及时向其监护人通报,如发现触犯刑律的行为,医疗机构应该向有关部门通报:①发现患者有危害其自身或危及他人安全的情况时;②发现患者有虐待老年人、虐待儿童的情况时;③发现未成年患者受到违法犯罪行为侵害时。

(2)心理治疗人员应该参照医疗机构病案管理办法,对心理治疗病案做适当文字记录。只有在患者签署书面同意书的情况下才能对治疗过程进行录音、录像。在因专业需要进行案例讨论，或采用案例进行教学、科研、写作等工作时，应隐去那些可能会提示患者身份的有关信息（在得到患者书面许可的情况下可以例外）。

（3）心理治疗工作中的有关信息需妥善保管，无关人员不得翻阅。

（六）心理治疗过程中应避免行为

1.允许他人以自己的名义从事心理治疗工作。

2.索贿、受贿，或与患者及其亲属进行商业活动，谋取专业外的不正当利益。

3.与患者发生超越职业关系的亲密关系（如性爱关系）。

4.违反保密原则。

5.违反法律、行政法规的其他行为。

（七）法律责任

心理治疗以治疗疾病、促进健康为目的。违反国家有关法律规定，给患者或他人造成损失的，依法承担法律责任。

三、心理治疗的分类

心理治疗的理论流派、临床技术很多，按学术思想分类可分为精神分析及心理动力学心理治疗、人本主义治疗（或咨询中心治疗）、认知行为治疗和系统式治疗；按治疗对象分为个别治疗、夫妻治疗或婚姻治疗、家庭治疗和团体治疗等；按言语及非言语技术使用情况分为言语性技术和非言语性技术；按心理干预的强度、深度、紧急程度分为一般支持性治疗、深层治疗和危机干预；此外，还可按照文化背景进行分类。

（一）基本心理治疗技术

指综合上述各个流派的基本共性特点，在临床工作中对多数患者，尤其是对较轻的心理问题具有普遍实用性的一般性心理治疗技术。主要包括建立治疗联盟的关系技术、用于心理健康教育及解决一般心理问题的支持-解释性心理治疗等。属于心理治疗人员必须熟练掌握、运用的通用技术。

（二）专门心理治疗

指针对有适应证的患者，根据一定的流派理论进行较有系统性、结构性的特殊心理治疗，包括精神分析及心理动力学治疗、人本主义治疗、认知行为治疗、系统式家庭治疗，以及催眠治疗、危机干预、团体治疗、表达性艺术治疗等。心理治疗师应受过相应技术的专门训练。

(三)其他特殊心理治疗

指在本土传统文化基础上融合了现代心理学原理和技术,在相应的文化群体中有成功应用经验的某些心理治疗理论和方法,以及一些基于传统的或创新的心理学原理开发的治疗技术。对于这些心理治疗方法,宜进行充分的科学探索,在严格规范管理之下谨慎使用,经充分验证、论证后再加以推广。

四、心理治疗的操作技术

(一)支持性心理治疗与关系技术

【概述】

支持性心理治疗与关系技术指心理治疗人员在医疗情境中,基于治疗的需要,在伦理、法律、法规和技术性规范的指导下,与患者积极互动而形成支持性、帮助性工作关系。治疗关系不等同于日常发生的社会行为,是心理治疗操作技术的有机组成部分,其本身具有向患者提供心理支持的作用,在精神卫生领域的临床工作中作为各种心理治疗的共同基础性技术。关系技术适应于各类心理治疗的服务对象,无绝对禁忌证。

【操作方法及程序】

1.进入治疗师的角色   心理治疗人员要以平等、理性、坦诚的态度,设身处地理解患者,建立治疗联盟,避免利用、操纵性的治疗关系。

2.开始医患会谈   建立让患者感到安全、信任、温暖、被接纳的治疗关系。

3.心理评估与制定治疗计划   在了解患者的病史、症状、人格特点、人际系统、对治疗的期望、转诊背景等基础上,进行心理评估,与患者共同商定治疗目标,制定可行的治疗计划。

4.实施治疗   用倾听、共情与理解、接纳与反映、肯定、中立、解释、宽慰、鼓励、指导等技术实施心理治疗。

5.结束治疗   简要回顾治疗过程,评估疗效,强化治疗效果,帮助患者与治疗人员完成心理分离,鼓励患者适应社会。

【注意事项】

1.使用支持、保证的技术时,要尊重患方自主性,注意自我保护,承诺须适当,不做出过分肯定、没有余地的担保与许诺。

2.在鼓励患者尝试积极行为时,避免根据治疗人员自己的价值观代替患者做出人生重大决定。对于具有攻击行为、妄想观念等症状的患者,要慎用鼓励的技术。

(二)暗示-催眠技术

【概述】

暗示是不加批判地接受他人情感和思想影响的现象。暗示疗法是运用暗示现象获得疗效的治疗方法。催眠是持续地对患者进行暗示,以诱导催眠状态,达到催眠治疗目的的技术。本条所述规范限于临床专业人员针对特定问题,旨在诱导意识状态改变而有意地、系统地使用的暗示及催眠技术。催眠是心理治疗的基础技术,可以单独使用以达到镇静、降低焦虑水平、镇痛的目的,也可以与其他技术联合使用。按照使用暗示治疗的用途,可以分为直接暗示和系统催眠,以帮助患者澄清自己的思想和情感,以新观点看待和理解病理性问题与各种内外因素的关系,获得领悟,学习自己解决问题。

【操作方法及程序】

1.前期准备　评估暗示性及合作意向:通过预备性会谈、暗示性实验或量表,检验受试的个体性反应方式,评测接受暗示的程度,以及有无过度紧张、怀疑、犹豫、不情愿等负性情绪或态度,避免出现不良反应。

2.直接暗示　在排除器质性障碍,或确认器质性病变基础与当前症状、体征不甚符合时,可以利用业已建立的医患关系及医师的权威角色,营造合适氛围,直接使用言语,或借助适当媒介,如药品、器械或某种经暗示即能诱发的躯体感觉,实施直接针对症状的暗示,而不一定刻意诱导意识改变状态。

3.催眠诱导

(1)建立关系:运用关系技术,建立信任的关系。

(2)注意集中:请其盯视某点,同时用讲故事或强化躯体感觉的方法诱导内向性注意集中,促进入静。

(3)使用合适的语音模式,如节律性同步、重复、标记、困惑、分离和批准等。

4.判断催眠程度　通过观察感觉、认知、运动、生理四个方面变化,判断催眠的程度。

5.治疗阶段　入静达到合适的深度后,进一步做催眠性治疗。主要包括:催眠后暗示、促进遗忘、重新定向。

【注意事项】

1.以下情况不宜做催眠治疗:早期精神病、边缘型人格障碍、中重度抑郁、急性期精神病、偏执性人格障碍。对抑郁障碍患者有可能加重病情,包括自杀倾向。

2.分离性障碍患者及表演性人格障碍者慎用。

3.在滥用的情况下,在医疗机构之外实施的群体性催眠,有可能使具有依赖、依恋、社会不成熟、暗示性过高等人格特征的参与者发生明显的退化、幼稚化,损害社会功能,加重原有问题。

4.注意处理不良反应:少数患者可能出现失代偿、头痛、激越等不良反应。

5.治疗师必须接受过规范、系统的催眠技术培训,且在督导师指导下治疗过病人。

6.在患者暗示性极低、医患关系不良情况下,不宜使用。

7.不是对于器质性疾病的对因治疗方法。

8.对儿童要慎用。

9 不推荐采用集体形式的催眠治疗;不应在医疗机构外以疗病健身为名义,使用群体性暗示技术有意或无意地诱导意识改变状态。

(三)解释性心理治疗

【概述】

解释指对心理、行为及人际情境中的关系或意义提出假设,促使患者用新的词汇、语言及参照系,来看待、描述心理和行为现象,以帮助患者澄清自己的思想和情感,以新观点看待和理解病理性问题与各种内外因素的关系,获得领悟,学习自己解决问题。

该疗法适用于以下情况:

1.增加患者对自身人格发展、当前临床病理问题及其处理策略的认识,改变功能不良的信念、态度和思维方式。

2.健康教育,指导康复。

3.临床其他专业领域参考、借用于日常医患交流,保障患者知情同意及知情选择权,增加依从性。

【操作方法及程序】

根据施用于患者时引发的感受、干预的力度和发挥作用的时间的不同,解释分为以下五个层次:

1.反映　治疗师给患者的解释信息不超过公开表达出来的内容。

2.澄清　只是稍微点明患者的表达中所暗含、暗示的,但自己未必意识到的内容。

3.对质　治疗师利用患者呈现出来的情感和思想作为材料,提醒病人注意暗含的,但没有意识到或不愿承认的情感和思想。

4.主动阐释　按照与当前临床问题有关的理论,治疗师直接导入全新的概念、意义联系或联想。

5.隐喻性阐释　通过利用譬喻、象征的方法进行交流,以促进病人及其相关系统产生自己对问题的理解的方法。

【注意事项】

1.重视对方反应,注意其接受力,避免说教式的单向灌输。

2.注意避免过多指责、批评患者。

3.对有意识障碍、明显精神病性症状和中重度精神发育迟滞、痴呆的患者不适用。

4.对心理分化程度低,自我强度弱,缺乏主见,暗示性、依赖性高的患者,引导、于预力度较高的解释适宜配合其他旨在促进自我责任能力的疗法使用。

（四）人本心理治疗

【概述】

人本心理治疗是一组体现人本心理学思想的心理疗法的总称,主要包括以人为中心疗法、存在主义疗法、完形疗法等,其中以人为中心疗法的影响最大。本条仅涉及罗杰斯所代表的以人为中心疗法。该疗法可用作一般的发展性咨询和精神疾病的心理治疗。

【操作方法及程序】

1.确定治疗目标　加深自我理解,在整合现实的方向上,达到自我重组、发展更自在和更成熟的行为方式。

2.建立治疗关系　核心要素是真诚一致、共情、无条件地积极关注。

3.实施治疗过程　以如何对待个人感受为指标,分阶段进行循序渐进的互动、访谈,使患者从僵化且疏远地看待自己及内心活动,直至其内心不受歪曲、束缚,达到自由的状态,实现以人为中心疗法去伪存真的治疗目标。

【注意事项】

1.患者表现出依赖治疗师或其他人的倾向时,应帮助当事人为自己接受治疗负起责任,进而担负起解决问题的责任。

2.在患者陈述自己的问题并表达相关的负面情绪的过程中,应鼓励患者自由地表达出与问题有关的情感,接纳、承认和澄清这些消极情感。

3.当患者对可能的决定和行动进行澄清时,帮助澄清可能会做出的不同选择,并认识到个体正在经验的恐惧感和对于继续前进的胆怯,但不督促个体做出某种行动或者提出建议。

4.患者逐渐感到不再需要帮助,应该鼓励结束治疗。

（五）精神分析及心理动力学治疗

【概述】

精神分析及心理动力学治疗是运用精神分析理论和技术所开展的心理治疗活动。精神分析指高治疗频次的，以完善人格结构、促进心理发展为目标的经典精神分析疗法；心理动力学治疗由经典精神分析疗法发展而来，是相对短程、低频次的治疗方法，通过处理潜意识冲突，消除或减轻症状，解决现实生活情境中的问题。

【操作方法及程序】

1.治疗设置 精神分析的设置为长程、高频次的精神分析，每周 3～5 次、每次45～50min。心理动力学治疗的设置为低频，通常为每周 1～2 次，每次 45～50min，治疗疗程相对灵活。

2.治疗联盟 治疗联盟为患者与治疗师之间形成的非神经症性的、现实的治疗合作关系。

3.初始访谈与诊断评估 通过心理动力学访谈，对患者的人格结构、心理防御机制、心理发展水平、潜意识的心理冲突、人际关系等进行评估和动力学诊断，确定治疗目标。

4.治疗过程与常用技术 将移情与反移情、阻抗作为探索潜意识的线索和治疗工具，通过自由联想、梦的分析、肯定、抱持、反映、面质、澄清、解释、修通、重构等技术达到治疗目标。心理动力学治疗在不同程度上使用经典精神分析的基本概念和技术，但方法较为灵活；治疗过程中更关注现在与现实，注重开发患者的潜能和复原力，促进人格完善与发展。

5.结束治疗 回顾治疗过程，评估疗效，强化治疗效果，帮助患者与治疗人员完成心理分离，促进患者适应社会。

【注意事项】

1.处于急性期的精神病患者、有明显的自杀倾向的抑郁患者、严重的人格障碍患者，不宜做精神分析或心理动力心理动力学治疗。

2.精神分析及心理动力学治疗是一类以追求领悟和促进心理发展水平为主要目标的疗法，对患者智力、人格、求助动机和领悟能力等要求较高。对于心理发展水平较低、人格结构有严重缺陷的患者，要避免使用经典精神分析技术。要注意克服过度理智化的过程在患者方面引起的失代偿，促进认知与情感、行为实践的整合。

3.治疗关系与技巧同样重要，防止治疗师过分操纵、以自我为中心。

4.注意民族文化背景的影响。

（六）行为治疗

【概述】

行为治疗是运用行为科学的理论和技术，通过行为分析、情景设计、行为干预等技术，达到改变适应不良行为、减轻和消除症状、促进患者社会功能康复的目标。

【操作方法及程序】

1.行为治疗基本原则　建立良好的治疗关系；目标明确、进度适当；赏罚适当；激活并维持动机。

2.常用技术

（1）行为的观测与记录：定义目标行为；准确辨认并客观和明确地描述构成行为过度或行为不足的具体内容。

（2）行为功能分析：对来自环境和行为者本身的、影响或控制问题行为的因素做系统分析。以分析为基础，确定靶行为。

（3）放松训练：①渐进性放松：采取舒适体位，循序渐进对各部位的肌肉进行收缩和放松的交替训练，同时深吸气和深呼气、体验紧张与放松的感觉，如此反复进行。练习时间从几分钟到 30min。②自主训练：有 6 种标准程式，即沉重感、温暖感、缓慢的呼吸、心脏慢而有规律的跳动、腹部温暖感、额部清凉舒适感。

（4）系统脱敏疗法：①教患者学会评定主观不适单位（SUD）。②松弛训练：按前述方法进行放松训练。③设计不适层次表：让患者对每一种刺激因素引起的主观不适进行评分（SUD），然后按其分数高低将各种刺激因素排列成表。④系统脱敏：由最低层次开始脱敏，即对刺激不再产生紧张反应后，渐次移向对上一层次刺激的放松性适应。在脱敏之间或脱敏之后，将新建立的反应迁移到现实生活中，不断练习，巩固疗效。

（5）冲击疗法：又称为满灌疗法。让患者直接面对引起强烈焦虑、恐惧的情况，进行放松训练，使恐怖反应逐渐减轻、消失。治疗前应向病人介绍原理与过程，告诉患者在治疗中需付出痛苦的代价。

（6）厌恶疗法：通过轻微的惩罚来消除适应不良行为。对酒依赖的患者的治疗可使用阿片吗啡（去水吗啡）催吐剂。

（7）自信训练：运用人际关系的情景，帮助患者正确交往，提高自信，敢于表达自己的情感和需要。

（8）矛盾意向法：让患者故意从事他们感到害怕的行为，达到使害怕反应不发生的目的，与满灌疗法相似。

（9）模仿与角色扮演：包括榜样示范与模仿练习。帮助患者确定和分析所需的正确反应,提供榜样行为和随时给予指导、反馈、强化。

(10)塑造法:用于培养一个人目前尚未做出的目标行为。

(11)自我管理:患者在行为改变的各个环节扮演积极、主动的角色,自己对改变负责任。

(12)行为技能训练:结合使用示范、指导、演习和反馈,帮助个体熟悉有用的行为技能。

【注意事项】

从条件化作用的角度对精神病理现象做出过分简单化的理解和处理,可能对于存在复杂内心冲突的神经症患者产生"症状替代"的效应,在消除一些症状的同时导致出现新的症状。

冲击疗法引起强烈的心理不适,部分患者不能耐受,尤其对于有心血管疾病的患者和心理适应能力脆弱者,要避免使用。厌恶疗法的负性痛苦刺激可能有严重不良反应,应慎用,而且须征得患者、家属的知情同意。

(七)认知治疗

【概述】

认知治疗源自理性-情绪治疗和认知治疗。焦点是冲击患者的非理性信念,让其意识到当前困难与抱持非理性观念有关;发展有适应性的思维,教会更有逻辑性和自助性的信念,鼓励他们身体力行,引导产生建设性的行为变化,并且验证这些新信念的有效性。认知治疗使用许多来自其他流派的技术,特别是与行为治疗联系紧密,以致二者现在常被相提并论,称为认知行为治疗。

【操作方法及程序】

认知治疗强调发现和解决意识状态下所存在的现实问题,同时针对问题进行定量操作化、制订治疗目标、检验假设、学习解决问题的技术,以及布置家庭作业练习。

1.识别与临床问题相关的认知歪曲

(1)"全或无"思维;

(2)以偏概全,过度泛化,跳跃性地下结论;

(3)对积极事物视而不见;

(4)对事物做灾难性推想,或者相反,过度缩小化;

(5)人格牵连;

(6)情绪化推理。

2.识别各种心理障碍具有特征性的认知偏见或模式,为将要采用的特异性认知行为干预提供基本的努力方向。

3.建立求助动机。

4.计划治疗步骤。

5.指导病人广泛应用新的认知和行为,发展新的认知和行为来代替适应不良性认知行为。

6.改变有关自我的认知:作为新认知和训练的结果,患者重新评价自我效能。

7.具体的基本技术。

(1)识别自动性想法。

(2)识别认知性错误。

(3)真实性检验(或现实性检验)。

(4)去注意。

(5)监察苦恼或焦虑水平。

(6)认知自控法。

【注意事项】

有明显自杀倾向、自杀企图和严重思维障碍、妄想障碍、严重人格障碍的患者,不适合做认知治疗。认知和行为二者做到"知行统一"最为关键。应避免说教或清谈。在真实性检验的实施阶段,患者易出现畏难情绪和阻抗,要注意在治疗初期建立良好的治疗关系。

(八)家庭治疗

【概述】

家庭治疗是基于系统思想,以家庭为干预单位,通过会谈、行为作业及其他非言语技术消除心理病理家庭系统功能的一类心理治疗方法。家庭治疗有多种流派,如:策略式或行为家庭治疗、结构式家庭治疗、精神分析、系统式家庭治疗及家庭系统治疗等。

各流派共同的理论观点主要是:

1.家庭是由互相关联的个体和子系统,以复杂方式自我组织起来的开放系统和因果网络。

2.个体的异常心理及行为与生理功能、人际系统处于循环因果关系之中。它们不仅是作为后果发生于个体内部的过程,还受到人际系统内互动模式的影响,而且其本身也是对于系统过程的反应或干预调节。

【操作方法及程序】

1.一般治疗程序

(1)澄清转诊背景,重点评估以下方面特点:①家庭动力学特征。②家庭的社会文化背景。③家庭在其生活周期中的位置。④家庭的代际结构。⑤家庭对"问题"起到的作用。⑥家庭解决当前问题的方法和技术。⑦绘制家谱图:用图示来表现有关家庭信息。

(2)规划治疗目标与任务,旨在引起家庭系统的变化,创造新的交互作用方式,促进个人与家庭的成长。

(3)治疗的实施。每次家庭治疗访谈历时 1~2h。两次座谈中间间隔时间开始较短,一般 4~6d,以后可逐步延长至一月或数月。总访谈次数一般在 6~12 次。

2.系统家庭治疗的言语性干预技术

(1)循环提问;

(2)差异性提问;

(3)前馈提问;

(4)假设提问;

(5)积极赋义和改释;

(6)去诊断。

3.非言语性干预技术

(1)家庭作业:为来访的家庭布置治疗性家庭作业。常用的有:①悖论(反常)干预与症状处方;②单、双日作业;③记秘密红账;④角色互换练习;⑤厌恶刺激。

(2)家庭塑像、家庭"星座",以及其他表达性艺术治疗技术。

【注意事项】

与个别治疗相比,家庭治疗的实施有以下特殊问题要加以重视:

1.治疗师须同时处理多重的人际关系,保持中立位置或多边结盟很重要。

2.干预对象和靶问题不一定是被认定为患者的家庭成员及其症状。此点可能产生阻抗。要在澄清来诊背景基础上,合理使用关系技术中的"结构"和"引导"。

3.部分干预技术有强大的扰动作用,应在治疗关系良好的基础上使用,否则易于激起阻抗,甚至导致治疗关系中断。

4.家庭治疗适应证广泛,无绝对禁忌证。在重性精神病发作期、偏执性人格障碍、性虐待等疾病患者中,不首选家庭治疗。

（九）危机干预

【概述】

危机是个体面临严重、紧迫的处境时产生的伴随着强烈痛苦体验的应激反应状态。危机干预是对处于困境或遭受挫折的人予以关怀和短程帮助的一种方式。常用于个人和群体性灾难的受害者、重大事件目击者，尤其是自杀患者和自杀企图者的心理社会干预。强调时间紧迫性和效果，在短时间内明确治疗目标并取得一定成效，即：围绕改变认知，提供情感支持，肯定当事人的优点，确定其拥有的资源及其已采用过的有效应对技巧，寻找可能的社会支持系统，帮助当事人恢复失衡的心理状态。精神病性障碍的兴奋躁动、激越、严重的意识障碍，不属于单独使用心理治疗性危机干预的范畴。

【操作程序及方法】

1.危机干预的一般目标

（1）通过交谈，疏泄被压抑的情感；

（2）帮助认识和理解危机发展的过程及与诱因的关系；

（3）教会问题解决技巧和应对方式；

（4）帮助患者建立新的社交网络，鼓励人际交往；

（5）强化患者新习得的应对技巧及问题解决技术，同时鼓励病人积极面对现实和注意社会支持系统的作用。

2.特殊心理治疗技术　根据患者情况和治疗师特长，采用相应的治疗技术，包括综合性地运用关系技术、短程心理动力学治疗、认知治疗、行为治疗、家庭治疗、催眠、放松训练，配合使用抗焦虑或抗抑郁药物、建议休养等。主要分为三类技术：

（1）沟通和建立良好关系的技术。

（2）支持技术。旨在尽可能地解决目前的危机，使当事者的情绪得以稳定。可以应用暗示、保证、疏泄、环境改变，以及转移或扩展注意等方法。如果有必要，可使用镇静药物或考虑短期住院治疗。

（3）解决问题技术。使当事者理解目前的境遇、他人的情感，树立自信，引导设计有建设性的问题解决方案，用以替代目前破坏性的、死胡同式的信念与行为；注意社会支持系统的作用，培养兴趣、鼓励积极参与有关的社交活动，多与家人、亲友、同事接触和联系，减少孤独和隔离。

3.危机干预的步骤

（1）第一阶段：评估问题或危机，尤其是评估自杀危险性，评估周围环境——家庭和社区。

(2)第二阶段:制定治疗性干预计划。针对即刻的具体问题,考虑社会文化背景、家庭环境等因素,制定适合当事者功能水平和心理需要的干预计划。

(3)第三阶段:治疗性干预。首先需要让有自杀危险的当事者避免自杀的实施,认识到自杀不过是一种解决问题的方式而已,并非将结束生命作为目的。

(4)第四阶段:危机的解决和随访。度过危机后,应及时结束干预性治疗,以减少依赖性。同时强化、鼓励应用新习得的应对技巧。

【注意事项】

在治疗初期注意保持较高的干预力度与频度,以保证干预效果逐步巩固,不致问题反弹。特别要防范已实施过自杀行为的人再次自杀;非精神科医师在紧急处理自杀行为的躯体后果(如中毒、外伤、窒息)后,应提供力所能及的心理帮助,或申请精神科会诊。如危机当事人因经历创伤性应激事件,经危机干预后仍持续存在某些心理或行为问题,应建议当事人继续接受专业的创伤治疗,以促使个体进一步康复。

(十)团体心理治疗

【概述】

团体心理治疗是在团体、小组情境中提供心理帮助的一种心理治疗形式。通过团体内人际交互作用,促使个体在互动中通过观察、学习、体验,认识自我、探讨自我、接纳自我,调整和改善与他人的关系,学习新的态度与行为方式,发展生活适应能力。

团体治疗依据的治疗理论可以有多种,如心理动力学理论、系统理论及认知—行为治疗理论。

现代团体治疗主要有三种:心理治疗、人际关系训练和成长小组。心理治疗的重点是补救性、康复性的,组员可以是患者,也可以是有心理问题的正常人。社交行为障碍明显者,以及治疗师担心个别治疗会加剧患者依恋的情况,比较适合团体治疗。后两种团体是成长和发展性的,参加者是普通人,目的是为了改善关系、发挥潜能、自我实现,广泛应用在医院及其他场所,适于不同的人参加。

【操作程序及方法】

1.形式　由1~2名心理治疗师担任组长,根据组员问题的相似性,组成治疗小组,通过共同商讨、训练、引导,解决组员共有的发展课题或相似的心理障碍。团体的规模少则3~5人,多则10余人,活动几次或10余次。间隔每周1~2次,每次时间1.5~2h。

2.治疗目标

(1)一般目标:减轻症状、培养与他人相处及合作的能力、加深自我了解、提高自信心、加强团体的归属感凝聚力等。

(2)特定目标:每个治疗集体要达到的具体目标。每次会面目标:相识、增加信任、自我认识、价值探索、提供信息、问题解决等。

3.治疗过程 团体心理治疗经历起始、过渡、成熟、终结的发展过程。团体的互动过程会出现一些独特的治疗因素,产生积极的影响机制。

1)起始阶段:定向和探索的时期,基本任务是接纳与认同。

2)过渡阶段:协助组员处理他们面对的情绪反应及冲突,促进信任和关系建立。

3)工作阶段:探讨问题和采取有效行为,以促成组员行为的改变。

4)终结阶段:总结经验、巩固成效,处理离别情绪。

4.组长的职责 注意调动团体组员参与积极性;适度参与并引导;提供恰当的解释;创造融洽的气氛。

5.具体操作技术

(1)确定团体的性质,如结构式还是非结构式,小组是开放式还是封闭式,组员是同质还是异质。

(2)确定团体的规模。

(3)确定团体活动的时间、频率及场所。

(4)招募团体心理治疗的组员。

(5)协助组员投入团体。

(6)促进团体互动。

(7)团体讨论的技术,如:脑力风暴法、耳语聚会、菲力蒲六六讨论法、揭示法。

(8)其他常用技术,尤其是表达性艺术治疗的方法。

【注意事项】

团体心理治疗对于人际关系适应不佳的人有特殊用途。但应注意其局限性:

1.个人深层次的问题不易暴露。

2.个体差异难以照顾周全。

3.有的组员可能会受到伤害。

4.在团体过程中获得的关于某个人的隐私事后可能无意中泄露,给当事人带来不便。

5.不称职的组长带领团体会给组员带来负面影响。因此,团体治疗不是适合于所有的人。

6.有以下情况者不宜纳入团体治疗小组:有精神病性症状,有攻击行为,社交退缩但本人缺乏改善动机,自我中心倾向过分明显、操纵欲强烈。这些情况有可能显著影响团体心理动力学过程。如果是在治疗过程中才发现这些情况,需及时处理。

7.在团体治疗中使用表达性艺术治疗的技术时,必须注意艺术性、科学性原则的结合,注意伦理界限。要防止出现强烈的情感反应失控、非常意识状态(或意识改变状态);避免在治疗师与被治疗者之间发展不恰当的崇拜、依恋关系;不可引入超自然和神秘主义的理念和方法;避免不恰当的身体接触。

(十一)森田疗法

【概述】

森田疗法是融合了东西方文化中的医学和哲学思想与技术的一种心理治疗方法。

【操作程序及方法】

1.准备　选择有适应证及神经质个性特征的患者,建立治疗关系。

2.实施　住院式森田疗法可分为绝对卧床期、轻作业期、重作业期和社会康复期四个阶段,共40d,在家庭式的环境中进行住院治疗。

(十二)道家认知治疗

【概述】

道家认知治疗是在道家哲学思想的引导下,通过改变个体的认知观念和调整应对方式来达到调节负性情绪、矫正不良行为和达到防病治病的目的。

【操作程序与方法】

可分为五个基本步骤:

1.评估目前的精神刺激因素。

2.调查价值系统。

3.分析心理冲突和应付方式。

4.道家哲学思想的导入与实践。让患者熟记32字保健诀,并理解吸收。先向患者简单介绍老庄哲学的来龙去脉,以及儒道两家哲学的互补性。然后逐字逐句辨析解读道家认知疗法的四条原则,即32字保健诀,与其现实事件或处境相结合:①利而不害,为而不争;②少私寡欲,知足知止;③知和处下,以柔胜刚;④清静无为,顺其自然。

5.评估与强化疗效。

【治疗时间与疗程】

标准的道家认知治疗疗程分 5 次完成,每次 60～90min,每周可安排 1～2 次。

【注意事项】

道家认知治疗是基于我国悠久的传统文化,结合现代认知治疗理念发展而来的新型治疗方法,要求治疗师对传统哲学有深刻理解,并且对当代社会竞争性生活方式、工作方式的利弊有丰富的体会和反思。要在鼓励患者进取、勤奋、合群、执著探索精神的前提下,发展均衡、全面、达观、灵活的心态和心理能力,避免鼓励消极避世的人生态度,防止过度使用应对挫折及冲突时的"合理化"心理防御机制。

(十三)表达性艺术治疗

【概述】

表达性艺术治疗简称为表达性治疗或艺术治疗,是将艺术创造形式作为表达内心情感的媒介,促进患者与治疗师及其他人交流,改善症状、促进心理发展的一类治疗方法。其基本机制是通过想象和其他形式的创造性表达,帮助个体通过想象、舞蹈、音乐、诗歌等形式,激发、利用内在的自然能力进行创造性的表达,以处理内心冲突、发展人际技能、减少应激、增加自我觉察和自信、获得领悟、促进心理健康、矫治异常心理。表达性艺术治疗适用于大多数人群,从一般人群到适应困难者,再到多数精神障碍患者。

表达性艺术治疗包括很多形式,常见的如绘画治疗、戏剧治疗、音乐治疗、舞蹈治疗、沙盘治疗、诗歌治疗、园艺治疗等。

表达性艺术治疗可以以个别治疗方式进行,也可以以团体治疗方式进行。

由于表达性艺术治疗的异质性,没有明确统一的禁忌证。一般而言,精神障碍急性发病期,兴奋躁动、严重自伤和自杀倾向的患者,不宜接受表达性艺术治疗。

【操作程序及方法】

1.表达性艺术治疗的主要形式　　根据不同的理论取向,表达性艺术治疗有多种形式。

(1)舞蹈治疗:利用舞蹈或即兴动作的方式治疗社会交往、情感、认知以及身体方面的障碍,增强个人意识,改善个体心智。舞蹈治疗强调身心的交互影响、身体-动作的意义。

(2)音乐治疗:在音乐治疗过程中,治疗师利用音乐体验的各种形式,以及在治疗过程中发展起来的治疗关系,帮助被治疗者达到健康的目的。可分为接受式、即兴式、再创造式音乐治疗等不同种类。

(3)戏剧治疗:系统而有目的地使用戏剧、影视的方法,促进心身整合及个体成长。戏剧疗法通过让治疗者讲述自己的故事来帮助他们解决问题,得到宣泄,扩展内部体验解表象的含义,增强观察个人在社会中的角色的能力。

(4)绘画治疗:通过绘画的创作过程,让绘画者将混乱、困惑的内心感受导入直观、有趣的状态,将潜意识内压抑的感情与冲突呈现出来,获得纾解与满足,而达到治疗的效果。

(5)沙盘游戏治疗:采用意象的创造性治疗形式,通过创造和象征模式,反映游戏者内心深处意识和无意识之间的沟通和对话,激发个体内在的治愈过程和人格发展。

(6)其他方法:应用表达性艺术治疗的原理,还可以结合其他的创造性、娱乐性方法,如陶艺、书法、厨艺、插花艺术等,为患者提供丰富多彩的心理帮助。

2.表达性艺术治疗的过程 大多数表达性艺术治疗大致可分为四个阶段:

(1)准备期:热身、建立安全感;

(2)孵化期:放松,减少自主性意识控制;

(3)启迪期:意义开始逐渐呈现,包括积极方面和消极方面;

(4)评价期:讨论过程意义,准备结束。

四个阶段大体是一个从理性控制到感受,再到理性反思的过程。

【注意事项】

1.表达性艺术治疗师需要受到专门训练。

2.对于严重患者,有时只是其他治疗的一种补充,需要和其他专业人员一起合作。

3.注意艺术性、科学性原则的结合,注意伦理界限。表达性艺术治疗很多时候会强调身心灵一体,要防止出现强烈的情感反应失控、非常意识状态(或意识改变状态);避免在治疗师与被治疗者之间发展不恰当的崇拜、依恋关系;不可引入超自然和神秘主义的理念和方法;避免不恰当的身体接触。

4.根据不同对象选择合适的表达性艺术治疗种类。

第三节 电抽搐治疗

无抽搐电痉挛治疗(MECT)又称改良电休克治疗,是利用短暂适量的电流刺激大脑,引起患者脑细胞同步放电,产生一次癫痫大发作,从而脑内的神经递质代谢也会产生相应改变,而达到治疗精神障碍的一种方法。由于在通电治疗前先做静脉麻醉并注射适量肌肉松弛剂,因而患者无明显抽搐发作。

一、MECT 治疗适应证和禁忌证

【适应证】

1.抑郁状态、严重抑郁,有严重消极观念、自伤、自杀企图和行为或明显自责自罪者。

2.极度兴奋躁动、冲动伤人者。

3.缄默、违拗、拒食、拒药、木僵状态或亚木僵状态。

4.精神疾病处于精神运动性兴奋,或有严重的焦虑、强迫者。

5.明显幻觉、妄想。

6.癫痫性精神障碍、分离转换障碍、严重应激反应等。

7.药物治疗效果不明显、对药物不能耐受或不适于药物治疗者。

8.难治性精神病或须长期维持治疗者。

【禁忌证】

除对麻醉药物和肌松剂过敏者,无抽搐电痉挛治疗无绝对禁忌证。尽管如此,有的疾病可增加治疗的危险性(即相对禁忌证),必须高度注意。具休禁忌证如下所述。

1.最近的颅内出血,大脑占位性病变或其他增加颅内压的病变。

2.心脏功能不稳定的心脏病、心肌炎、严重的心律失常。

3.嗜铬细胞瘤,出血或不稳定的动脉瘤畸形。

4.严重高血压。

5.青光眼、视网膜脱离。

6.急性重症全身感染性疾病。

7.严重呼吸系统疾病如严重的支气管炎、哮喘、活动性肺结核。

8.服用对循环及呼吸有明显抑制作用的药物,如利血平片等。

9.严重的肝、肾及内分泌疾病。

10.由于躯体疾患引起的明显营养不良者。

11.严重骨和关节疾病、韧带断裂等。

12.儿童、孕妇应慎用。

二、MECT 治疗方法

【MECT 术前准备工作】

1.应向患者和家属进行必要的解释,解除紧张恐惧情绪,争取合作,签署知情同意书。

2.应详细询问病史、查体、必要的理化检查,包括心电图、血生化、脑电图,胸部和脊柱 X 线照片等(急诊患者至少包括心电图和急化五项)。

3.治疗前应将抗精神病药物减量,剂量以中小剂量为宜;新型抗抑郁药可接近治疗量;碳酸锂应为每日 750mg 以下。如果没有特殊情况应停用抗癫痫药物,如果患者同时患有癫痫时可将抗癫痫药物减为半量。治疗前一天晚上,尽量避免服用长效安定类的镇静安眠药物,以免影响治疗的效果。

4.每次治疗前应测体温、脉搏、呼吸和血压。

5.治疗前 6 小时内禁饮食,避免在治疗过程中发生呛咳、误吸、窒息等意外事故;临近治疗前先排空大、小便,取出活动义齿、发夹及各种装饰物品,清除所有化妆,去除指甲油,解开领扣及腰带。

6.治疗室应安静、宽敞明亮,备好各种急救药品和器械,室温应保持在 18～26℃。

7.打开 MECT 治疗仪和多参数监护仪,开通氧气;准备好所需药品及牙垫等;抢救设备为应急状态。

【MECT 术中工作】

1.患者平躺于治疗床上,为患者监测血氧饱和度及心电,连接好脑电监测电极及 MECT 电极(MECT 电极位置在太阳穴处,并与眼球保持一定距离,头带必须保持一定松紧度),观察患者血氧饱和度及心率。

2.依据患者体重计算麻醉药及肌松药的用量(麻醉药:丙泊酚,1.0～2.5mg/kg;依托咪酯,0.2～0.6mg/kg;肌松药,0.5～1.2mg/kg。首次治疗时依据此标准,根据患者的具体情况调整后续治疗时药物使用剂量,做到药物剂量个体化)。

3.用 0.9％生理盐水 10～20ml 开通静脉通道,确保静脉通畅后,遵照医嘱依次推注下列三种药物。阿托品 0.5mg,以 0.9％生理盐水稀释至 1ml,心率在 80～100 次/min 时减半,心率超过 100 次/min 时停用;患者如有心血管疾病时,依据具体情况作出调整。丙泊酚或依托咪酯作为诱导麻醉剂,至睫毛反射迟钝或消失即可;麻醉深度根据患者躯体情况而定。氯化琥珀胆碱以 0.9％生理盐水稀释至 5ml,迅速推入,使肌肉松弛。由于氯化琥珀胆碱的作用与性别、年龄、肌肉发达程度等有关,个体差异较大,使用剂量可酌情而定。

4.测量电阻(应为 200～3000Ω 之间,低为短路,高为断路),调节好相应能量,首次治疗者应根据患者的年龄、服药情况而定,再次治疗者应根据上一次治疗情况而定。

5.使用麻醉药和肌松药后,注意观察患者血氧饱和度,保持呼吸道通畅,同时面罩加压给氧,使患者的血氧饱和度尽量保持 90%～100%,待患者肌肉完全松弛(约 60～90s)后放好牙垫(应垂直放人牙垫,防止唇、舌损伤),行 MECT 治疗。

6.强直期结束后取出牙垫,根据血氧饱和度变化随时加压给氧,去除患者呼吸道的分泌物,待仪器描记完毕后,取下所有头部电极片。直到患者自主呼吸恢复,呼吸频率均匀,血氧饱和度平稳不再下降,取出静脉穿刺针,去除心电监护,将患者送入恢复室观察。

7.一次有效的治疗应具有以下指标:脑电监测指标的抑制指数和峰值强度应达到一定数值(具体数值因设备而定),发作时间应在 20～120s。发作过程中,由于交感神经兴奋可观察到患者面部潮红、结膜充血、瞳孔放大、心率明显加快。部分患者的面部肌肉及四肢远端可出现轻度节律抽动。

【MECT 术后工作】

患者在恢复室观察 10～30min,此时注意观察患者的血氧饱和度,如有缺氧,应及时面罩加压给氧,当患者意识完全清醒后,无明显头痛、恶心、胸闷、心悸等不适感时可离开观察室。

三、MECT 治疗相关不良反应

1.头痛、头晕、恶心、呕吐、发热 是 MECT 治疗后常见的不良反应,临床上多为一过性表现,一般为 0.5～1h,很少超过 1h,MECT 治疗和麻醉药物均有可能导致此类反应,其中依托咪酯多见,可以考虑换用其他麻醉药物,部分患者会缓解。不缓解的患者,轻者无需特殊处理,严重者对症处理。

2.呼吸道梗阻 由于麻醉药物的使用,呼吸道梗阻发生率高,其中以舌后坠较为常见,故治疗后恢复期应密切观察。处理时症状轻者将患者头部后仰,托起下颌即可打开呼吸道;重者可置入口咽通气道。偶见喉痉挛的患者,可给予加压人工通气,无效者可以静推氯化琥珀胆碱 25～50mg。

3.认知功能影响 大多数患者在接受电痉挛治疗之后都会出现一定程度的认

知功能改变,轻者表现为近记忆力减退,重者可有远记忆力下降、注意力集中困难、反应速度减慢,甚至表现为一定程度的意识障碍。MECT 引起认知功能改变与很多因素有关,如刺激波形、抽搐形式、治疗次数、频率、电流强度、刺激电量、单次刺激波宽、电极安放位置、合并用药等,患者治疗之前的躯体状况及神经系统功能状态也会对认知功能变化有影响,治疗以对症处理为主,如促大脑代谢治疗等。

4.吸入性肺炎　由于在 MECT 治疗前严格禁食、禁水 6 小时以上,在治疗后一般不会出现严重的反流现象,有些患者虽然分泌物较多,但对于多数患者来说,在自主呼吸恢复之前吞咽反射已经出现,因此一般情况下不会出现误吸现象;只有当患者分泌物较多,自主呼吸恢复时伴有缺氧,且未给予及时处理的情况下,才有可能出现误吸情况。如出现误吸情况以对症处理为治疗原则。

5.谵妄状态　一般表现为简单机械的重复动作、神志模糊、表情茫然、定向力障碍、对命令无反应、激越、不宁等,无危险性的患者无需处理,约十几分钟症状会自行缓解,对于持续时间长、伴有危险行为的患者可在治疗结束后静推丙泊酚30~60mg 或地西泮 10~20mg,对仍然无效者要加强护理,防止患者发生意外。目前机制尚不清楚,可能反映了大脑在治疗后导致神经代谢活性增强,也可能与麻醉相关。

四、MECT 治疗疗程

MECT 治疗疗程视病情而定,一般以 6~12 次为 1 个疗程。病情急重者可每天 1 次,连续治疗 3~6 次以后隔 1~2 日 1 次。难治性精神疾病的疗程可适当延长,随着药物的调整,可逐步过渡到每周 1~2 次或更长间隔。长期维持治疗的患者,间隔时间可根据具体情况调整,一般每月 1~2 次。

第四节　康复治疗

一、住院期间精神康复治疗概述

(一)康复治疗的目的

通过开展各项康复措施,使精神病患者因患病而丧失的家庭、社会功能得以最大限度地恢复,使精神残疾程度降到最低,留存的能力得以最大地发挥。

1.预防精神残疾的发生　早期给予患者充分的治疗,实施全面的康复措施,会取得良好的治疗效果。使多数患者达到治愈或缓解,加强巩固治疗措施,防止复发,防止导致精神残疾。

2.尽可能减轻精神残疾的程度　对难以治愈的患者,要尽可能地防止其精神衰退,对于已经出现精神残疾者,也应设法逐步提高其生活自理能力,以减轻精神残疾程度,从而减轻家庭负担。

3.提高精神残疾患者的社会适应能力　康复的过程就是使患者适应和再适应社会生活的过程。同时也减少对社会的不良影响。

4.恢复劳动能力　通过各种康复措施训练,使患者具有代偿性工作和生活技能,使其尚存的能力得以充分发挥,争取能够达到独立做一些工作,或操持部分家务,能自己支配安排与享受闲暇时光。

(二)康复治疗的内容及方法

1.改变环境的不良作用　要让医护人员都认识到环境可以成为影响患者行为的工具,要用恰当的环境影响他们保持或建立社会所接受的行为,这样才能使患者的社会功能不会衰减,以使早日回归社会。

2.改变观念　医护人员要鼓励患者自己的事情自己做,而不是由护士把吃饭、穿衣全部包下来,如让他们打扫卫生、刷洗碗筷、自己洗衣、自己整床、叠被等。

3.让患者生活自理　创造条件让他们自己穿衣,自己吃饭。

4.教给患者自己管理自己　如组织休养员委员会,经常讨论住院期间应做些什么,应怎样帮助别人,应怎样认识自己的疾病、应怎样争取早日出院,应怎样锻炼自己的生活能力等等,安排患者在医院中的生活内容"满负荷"运转。

总之,在住院环境中,工作人员要指导、鼓励患者做力所能及的事情,要为他们设置问题,使他们有机会面对问题,并学会解决问题;使住院环境成为促进恢复社会功能的工具,不能让患者长期过着僵化、禁锢的生活,通过住院来减缓精神衰退,力争精神残疾得以恢复。

二、住院期间精神疾病康复的组织管理程序

精神康复的目的在于通过各种康复措施及康复训练使者恢复其社会功能,或为患者重建某种社会技能,使之能完成社会生活的要求。这项工作的开展及完成,需要有一定的工作程序和步骤,可以按照以下的程序和步骤进行。

1.康复前的检查和评定　康复的目的之一是纠正患者的不恰当的行为,建立

和巩固良好的行为,因此,在康复前应做行为评估。

行为与环境条件、个人情况、知识水平以及年龄、性别都有密切关系。总之,要根据行为出现的时间、地点、频度、不同文化背景等来判断患者的行为是否正常。

行为的评估和记录:在社区、家庭及住院情况下,有条件者都应对患者的不良行为的出现,进行计数、计时、观察、评定与记录。只有这样,当经过行为康复训练后,才能通过对比显示出疗效。

2.制订康复目标　根据家庭、社会对患者的要求以及患者的实际存在的能力来确定康复目标。对功能较好的康复者也应当制订切实可行的康复计划和目标。

3.确定康复进程　根据康复诊断的功能缺损的严重程度和康复目标的难度大小,以及人力、物力情况和病情、家庭、社会的需要,制订康复疗程,康复疗程可短至数月,也可长至数年。具体进程如下:

(1)明确康复措施:如使用行为矫正法还是功能训练法等。

(2)制订具体的康复步骤:定出短期康复目标或长期康复目标的时间表。

(3)康复疗程中的阶段总结:在疗程结束时,进行康复疗效评估。

(4)制订新的康复目标与康复进程。

三、住院期间精神康复的步骤

(一)使动性缺乏的行为训练

长期住院的患者可能会有使动性缺乏,这是精神康复的重要障碍。所谓"使动性缺乏"是指患者缺乏使动性,表现为患者能够完成的行为,他从不主动去做这些行为,要经过护理人员反复督促、命令才去做。

缺乏始动性,一般认为属于行为缺损的范畴,行为缺损只用抗精神病药物治疗无明显效果,行为缺损需要在制订精神康复计划时,使用行为矫正疗法干预才会有效。

如将患者一天的活动内容安排好,让他们在康复师或娱疗护士的督促、指导下完成各种活动,还可以把患者组织起来,使用代币奖酬疗法来不断强化患者的恰当行为,如打扫房间、参加学习、自我修饰仪表等。

(二)社会交往技能的缺损的康复

社会交往技能的缺损是妨碍患者回归社会的重要障碍,也是实施康复计划的障碍之一,因此,在住院期间,应用行为矫正疗法对精神分裂症所致的社会交往技能缺损进行治疗,也是住院精神康复的重要内容之一,并可取得很好的效果。

　　社会交往技能是就躯体、智力及情绪技能而言,这些技能有利于患者在社会中生活、学习及工作,因此社交技能训练的目的在于增加患者回归社会的机会。

　　具体方法:训练之前先对患者的社交技能进行评定,其中包括院内设施虚用中的人际交往技能的评定,如病友之间的交往,通过医院内的设施获得社会信息等。经过功能评定后,再通过一定的调查方法来了解患者的强化物,以便使用恰当的强化物进行强化,取得较好的效果。

(三)工作能力的训练
(四)适当进行独立生活技能程式训练
(五)出院前训练

　　训练患者出院后接受康复的准备,其中包括向患者提供疾病的知识,继续用药预防复发的知识和出院后的求医信息等。

四、精神康复的基本内容

(一)药物治疗的自我管理

　　由于精神分裂症患者的治疗执行能力很差,有 80% 的出院患者不能按医嘱用药,这是门诊患者的主要问题,也是引起复发的主要因素,因此解决患者能按计划用药的问题是当务之急,对患者进行半定式技能训练就是解决用药问题的有效方法,药物治疗的自我管理程式训练对防止复发有显著疗效。

　　Liberman(1986)将训练编成了一个训练程式,共分以下 6 个部分:

　　1.人际交往基本技能训练:因为药物治疗的自我处置需要人际交往技巧,所以需要进行此项训练。

　　2.介绍药物治疗自我管理程式:康复师要把训练目的告诉患者,并了解患者对服药的看法。

　　3.传授有关抗精神病药物的知识:让患者掌握抗精神疾病药物的一般常识,使其知道为什么在急性期要用抗精神病药物,症状被控制后为什么还要用维持量治疗,服维持量药物对疾病有何益处等,使患者对抗精神病药物有大概了解。

　　4.讲述正确的自我用药方法:让患者学会正确用药的程序,如何认清药物不良反应,什么是正常的治疗反应。使患者通过学习掌握安全用药的方法。

　　5.教患者如何识别药物不良反应:可发给患者自评量表,如是否口干、食欲好不好、今是否服了药,是否有疲乏无力感等等,还要教给患者一旦出现药物不良反应应该如何应对的措施。

6.传授患者向医师求助的技能。

（二）症状自我监控程式化训练

症状自我监控技能训练程式由四个部分组成：

1.识别病情复发的先兆症状的知识和技能。

2.监控先兆症状的技能，使患者掌握将先兆症状及早控制的技能。

3.处置持续症状的技能训练。

4.在日常交往过程中拒绝饮酒和吸毒的技能，患者在出院后难免在和亲友交往过程中有劝酒和诱导吸毒的可能，在症状自我监控程式化训练中需教会患者拒绝酒精和毒品的技能。

参加技能训练者为症状基本缓解的出院患者。

（三）回归社会技能程式化训练

经过药物自我处置程式化训练和症状自我监控程式化训练后可进入回归社会技能程式化训练，进入回归社会技能训练阶段主要目的是为患者能够顺利重新融入社会准备条件，其内容包括：

1.正确处理来自社会压力的技能，比如在感到有心理压力时用娱乐的办法予以缓解。

2.正确度过出院后闲暇时间的技能。

3.制订每天的活动计划的技能。

4.正确进行约会和遵守约会的技能。这部分技能的重要性不可低估，这是重返社会的重要技能。

5.寻找工作机会技能的培训。

（四）工作能力康复

所谓"工作治疗"（简称工疗）作为康复手段由来已久，并被证实对患者的社会技能恢复有明确的效果。从康复的角度来看，可以将"工作"视为在一定时间内有目的活动，其活动具有社会含义。有的活动并不一定按市场价值规律予以回报，也可以无酬金，甚至在某种情况下还得自己付费获得工作治疗的机会，但这些活动的确对患者的某些社会功能恢复有益。

职业训练的基本内容包括以下两个方面：

1.工作的基本技能训练　"基本技能"是指所有工作岗位都需具有的技能，具体包括以下内容：①准时上班；②个人卫生及仪容整洁，并与身份、环境相协调；③能正确利用工作休息时间；④能够接受与工作有关的表扬或批评；⑤能听从具体的指令；⑥具有完成工作任务的责任感；⑦具有帮助同事及求助于同事的能力；

⑧能遵守工作中的规则、纪律；⑨对交谈有正常的反应，并有主动与同事交谈的能力。

这些技能可在职业训练过程中由康复医师或作业康复师进行指导、帮助、训练及逐项评定，评定的方法可采用优、良、中、差等级评分。

2.职业特殊技能的训练　职业特殊技能的训练是指为适应某一职业、工种所必须具备的特殊技能。在选择此项技能训练之前，要了解患者就业情况或过去工作的性质、工种及具体需要的技能是什么，应与家属、工作单位领导取得联系，在决定学习何种职业技能时，应与患者单位的领导及其家属取得共识。

五、精神障碍患者的康复训练计划

精神疾病所导致的脑功能障碍，特别是慢性残留症状，如：记忆力减退、注意力不易集中、表情呆滞、动作迟缓等，药物治疗的效果不大，需要依赖康复治疗；而长期的社会功能障碍，更需要完整的康复治疗，使大脑发挥其最大的潜能，并将环境不利的因素减至最低，以减少精神疾病导致的脑功能及社会功能障碍。故康复治疗是慢性精神疾病患不可缺的治疗。而康复训练，就是改善患者的脑功能及社会功能障碍的一种有效的手段，能够提高社会劳动技能，采用的方法一般是心理社会康复即心理社会干预。

心理社会干预即在精神疾病与精神残疾的康复过程中，采用心理、社会的处置方法参与治疗与康复。心理社会干预也称心理社会处置，即精神康复医学所采用的各种心理社会康复措施与康复手段的总称。心理社会康复主要针对慢性精神疾病与残疾。采用生物-心理-社会性干预，针对医院的具体情况，制订相应的康复计划。

具体康复项目安排包括以下内容：

1.与外界保持联系的重建　①人际交往环境的建立；②要求患者对自己的现在和未来做出计划。

2.改善认知功能　主要运用角色扮演、情景剧、心理剧、团体心理辅导和社交功能训练等技术，配以团体游戏、主题讨论、放松训练和阅读等方法。改善患者情感淡漠，行为退缩等阴性症状，增进患者的情感表达和共性能力，提高社交技能，使患者更多的利用婚姻、友谊、工作等有力的社会支持资源，减少挫折感，降低复发风险。

3.自我照顾能力的康复　利用行为治疗的原则，训练其自我照顾的能力。

4.时间管理能力的康复　教导患者如何妥善安排时间,维持正常的生活作息。

5.压力挫折处理能力的康复　利用支持性心理治疗包括叙事疗法及压力应对策略等技巧,增进患者处理压力挫折的能力,并提高其自信心。

6.动作技巧的康复　针对患者精细动作及手眼协调的障碍,设计不同的活动,以增进其动作能力。

7.家居生活的康复　通过家庭咨询与治疗,增进家庭成员间的沟通,使家庭成为支持患者的强动力;通过模拟家居生活训练,增强患者的家居劳动能力。

8.职业康复　利用以上各种不同的技巧,增进患者的工作能力,并安排适当的工作场所,以使患者能真正的独立自主。例如开展康复科超市,提高对周围环境的适应能力,为回归社会做好充分的准备。

六、技能训练程式概述

19世纪50年代抗精神病药物的应用,掀起了一场治疗重性精神疾病的革命,一些病因未明的精神疾病康复者经治疗预后不良的事实有所改变。实践证明,药物治疗确实大大减少了精神疾病康复者的症状,并对恢复康复者的认知功能障碍、社会生活能力下降和情感不协调或退缩带来了希望。

然而,数十年的经验表明,单靠药物治疗并不能完全治愈目前原因不明的精神疾病,如精神分裂症和情感障碍等。尤其重要的是,药物治疗的最大局限是它不能提高康复者的认知功能和适应所处社会的能力,甚至当康复者的精神症状消失后,其认知功能和社会功能的损害仍难以恢复。

为了巩固疗效和帮助出院的康复者重新回归社会,可把心理-社会康复干预技术与适当的药物治疗巧妙地结合起来,包括帮助康复者在出院后获得缓解压力所必须具备的技能,以及降低重大生活事件对精神疾病康复者影响的处置技谚等,上述能力对促进其康复而回归社会具有十分重要的意义。本节将介绍主要训练程式的内容及目的。

(一)药物自我处置技能训练程式

1.药物自我处置技能训练程式的领域　药物自我处置技能训练程式的设计,是为了帮助精神疾病康复者逐渐独立地使用抗精神病药物来治疗自己的疾病。包括4个技能领域:①获得抗精神病药物作用的有关知识,让康复者了解抗精神病药物对他们有什么帮助;②学会自我管理和评价药物作用的正确方法,目的是帮助康复者学会正确使用药物的方法和评价药物对其所起的作用;③识别和处置药物的不良反应,让康复者知道什么是药物的副反应,学会用什么方法来帮助处理这些副反应;④学会与医务人员联系商讨有关药物治疗问题的技能,在这部分中康复者学习如何从医务工作者处寻求适宜的帮助,以及如何有效地与他们进行交流。

　　2.药物自我处置技能训练程式的内容及目的(见表10-1)

表 10-1　药物自我处置技能训练程式的内容及目的

技能领域	内容	目的
技能领域 1	获得抗精神病药物作用的有关知识	学习药物如何起作用的知识,了解为什么需要维持治疗和服药有何益
技能领域 2	学会自我管理和评价药物作用的正确方法	学会正确的服药和评价药物疗效的方法
技能领域 3	识别和处置药物的不良反应	学习服药会产生副反应的知识,学习如何处理这些不良反应
技能领域 4	学会与医务人员联系商讨有关药物治疗问题的技能	学习当服药过程中出现问题时寻求帮助的方法。例如,如何给医院医生打电话?如何汇报症状和病情的进展等

　　3.药物自我处置技能领域的学习步骤(见表10-2)

表 10-2　药物自我处置技能领域的学习步骤

4 个步骤	每个步骤的具体内容
内容介绍	介绍将进行训练的主题,解释需要掌握技能的内容,鼓励康复者积极参加
医患互动环节	康复师和患者示范应掌握和使用的各种技能,用提问和回答的方法复习所学技能
角色扮演	康复者之间相互练习使用这些技巧
解决新出现的问题	解决使用这些技能时出现的问题

(二)症状自我监控技能训练程式

　　1.症状自我监控程式分为四项技能领域

　　(1)技能领域 1:识别病情复发的先兆症状。

　　(2)技能领域 2:监控病情复发的先兆症状。

　　(3)技能领域 3:识别和处置持续症状。

　　(4)技能领域 4:拒绝饮酒和吸毒。

2.症状自我监控技能训练程式的内容及目的(见表10-3)

表10-3 症状自我监控程式四个技能领域的目标

技能领域1	了解慢性精神病常见的先兆症状
识别病情复发的	学会如何去区分个人的先兆症状
先兆症状	学会在他人的帮助下观察个人的先兆症状
技能领域2	学会在区分个人先兆症状和持续症状、药物不良反应和正常情绪变化时,从专业人员那里获得帮助
监控病情复发的	学会用具体的方法处理先兆症状
先兆症状	学会制订一套突发事件处理计划
技能领域3	学会如何辨别个人的持续症状
识别和处置持续	学会在区分个人先兆症状和持续症状、药物不良反应和正常情绪变化时
症状	从专业人员那里获得帮助
	学会用具体的方法识别和对付持续症状
	学会观察持续症状
技能领域4	知道酒和毒品的危害以及戒除它们的好处
拒绝饮酒和吸毒	学会拒绝饮酒、吸毒的技能
	学会如何抵制依赖这些东西,消除焦虑、抑郁和增强自尊心
	学会如何与专业人员讨论酒和毒品的危害

3.症状自我监控技能训练程式的学习步骤(见表10-4)

表10-4 症状自我监控技能训练程式的学习步骤

训练步骤	学习活动
1.内容介绍	介绍各个技能领域的组成部分,激发康复者的兴趣
2.医患互动环节—问题/回答(询问问题)	康复师和患者示范应掌握和使用的各种技能,用提问和回答的方法复习所学技能
3.角色扮演	练习、演示各技能领域
4.解决新出现的问题	解决在运用技能时出现的问题

（三）回归社会技能训练程式

【回归社会技能训练程式的主要内容】

1.训练时所用的方法技巧　回归社会技能训练中所讲述的技能可以通过下面的学习活动来讲解。

（1）每次训练的介绍：康复师制订明确的实际训练目标，给出教学目的，最重要的是鼓励康复者参与训练。

（2）医患互动，示范/提问/回答：在医患互动的每一个环节，演员将演示康复者需要掌握的各种技能。康复师在休息的时段，就表演的内容进行提问，以便于保持和吸引康复者的注意力并以此测试他们对于所训练内容的掌握情况。

（3）角色表演：在康复师的帮助下，康复者有序地表演他们在医患互动场景中所看到的技能。

（4）解决问题练习：康复者学会监测自己病情变化，解决服用药物和社会生活中所遇到的问题或寻求帮助。

（5）资源的管理问题：在训练如何解决问题的过程中，康复者学会知何获得解决问题所需要的资源或条件，如资金、人和交通等。

（6）实践练习：在康复师的帮助下，康复者把自己在录像中所学的技能技巧应用于生活中。

（7）评估康复者进步：康复者需要自觉完成所给的家庭作业，如在病房、家里或其他的场合，应用他们在前一期的训练中所掌握的技能。

在完成回归社会技能训练以后，需要填写各种表格检查学习收获，同时也有助于巩固所学的技能。

2.哪些人应该参加回归社会技能训练　参加回归社会技能训练的人包括：

（1）复发性精神疾病：如精神分裂症、双相情感障碍、强迫症、反复发作的抑郁症等。

（2）准备出院或准备重返社会的康复者：应该注意的是具有片断妄想、幻觉的康复者不应该被排除在外，除非这些症状能够影响整个训练活动的进行。

训练可以根据康复者的具体情况延长或缩短训练时间，训练可以单独或以小组方式进行，但是成组的训练更有利于提供一个好的学习环境。小组训练还可以节省时间和经费，并且能给康复者提供观察和同别人交往的机会，因而具有很多有利之处，如社会化、支持鼓励、多样化的示例，而且还可以有效利用资源。此外，由于康复师和康复者之间的明显的心理健康差距，康复者心理的相互接纳有一定困难，而康复者之间更容易相互接纳和相互学习。进行技能训练最好是以 6～8 人为一组,如果两个康复师合作的话,小组的人数可以适当增加。

3.训练应该在哪里进行　训练可以在医院、日间治疗中心、住所或其他便利于康复者活动的社会场合进行。

"回归社会技能训练程式"有利于康复者从医院到社会的过渡,康复者可以在医院接受全部的课程训练,或者在住院期间开始训练,并在转入社会生活中后继续进行。

4.实施技能训练需要什么

(1)合格的康复师不一定需要有精神病理学、心理学、护理学、社会工作或教育专业的学位,作为一个合格的康复师最重要的事情是要有热情、有耐心、能敏感地觉察每一位康复者的需要。对于康复师来说,按照手册中所述步骤进行训练是非常重要的,但是在训练的过程中他们也可以采用自己的教学风格和表达方式,他们应能在不同的情况下合理地实施详细的训练步骤。

(2)进行训练的时间:每一次训练需要 30～90min。每一星期至少要有 3 次训练,如果训练不能有规律地进行,康复者就会忘记他们所学的大部分的内容,在复习时就会花费更多的时间。因为每期的内容比较少,最理想的是一天一次进行训练,同时根据参加训练的康复者的具体情况可以灵活地选择要训练的内容,比如有双相性情感障碍或抑郁症的康复者,与社会隔绝的症状不明显,所以不必要对他们进行与人约见的技能训练,但需要进行辨认自己病情复发症状的训练。

(3)康复师准备的时间:康复师需要仔细地备课并预览录像内容,以提高训练的效果。

(4)材料:康复师需要有"回归社会技能训练程式"的训练用光碟和 DVD 放映机,黑板和不受干扰的房间。房间应能容纳 6 名康复者、1～2 名康复师和训练设备。在角色演练时康复师可以用摄像机将康复者角色演练时的表现摄录下来,并放给康复者观看,为他们提供反馈。

(5)来自管理部门的支持:完成这些训练项目要有来自管理部门的支持,需要的支持包括准备的时间,设备及训练的场所。

(6)训练时应承担的义务:工作人员和管理人员应遵循让康复者恢复正常生活的原则。

5.回归社会技能训练的重要性　住院治疗常常不能很好地和出院后在社会中继续治疗相结合,如还没有充分了解自己的病情和所服用的药物时,患者已经要出院了;精神科的医生不能详细地了解患者出院后在社会中的生活情况;社区的医生或家庭不能有效地为精神疾病患者提供生存于社会中所需要的服务等。康复者恢复正常的生活的最有效方法就是出院后有机会接受适应社会技能的训练,不幸的是大多数康复者不知道怎么去适应社会,对于大多数出院后的康复者来说,他们不知道病后怎么调养,事实上他们甚至不知道在出院后还应该进行继续治疗。

病情发作住院-复发再住院的循环,很大程度上是由于不恰当的继续治疗引起的。研究表明,在康复者出院之前同社区工作人员见面有助于出院后的继续治疗,了解症状、药物的疗效、可能出现的不良反应和处理药物问题的方法等,都有利于增强出院后服用药物的疗效。回归社会技能训练,特别强调教给精神疾病患者处理自己病情的技能和融入社会所需要的技巧。包括让康复者积极地投入训练,工作人员和康复者的密切互动并完成训练项目。

【回归社会技能训练程式的训练指南】

课程指南提供具体的计划让康复者更顺利、有效地进行回归社会训练。指南的某些部分附有检查表,可用于检查已完成的训练步骤。在使用检查表前简单了解一下项目训练的目的、程序、所具备的条件和参加训练的康复者的情况,对工作很有好处。

1.训练目的　　回归社会训练项目旨在教会原患精神疾病的康复者有以下技能:

(1)辨别出院后或开始独立生活前可能出现的症状和行为。

(2)参与制订出院后或者开始独立生活的计划。

(3)与社区防治人员联系。

(4)了解服药的好处。

(5)解决因服药而产生的问题。

(6)减少病情复发的次数。

回归社会训练项目的目标是让精神疾病患者学会在社会中独立生活的技能和知识,从而逐渐脱离别人监护而独立生活。

2.回归社会技能训练程式的技能领域目录　　经过回归社会技能训练课程,教会康复者技能和知识,让他们从住院治疗较容易地过渡到正常的社会生活中。训练内容如下:

技能领域1:对训练程式的介绍。

技能领域2:复习精神疾病的表现。

技能领域3:出院前的准备。

技能领域4:回归社会的计划。

技能领域5:与社区进行联系。

技能领域 6：应付社区中的压力。

技能领域 7：制订日常计划。

技能领域 8：约会和践约。

技能领域 9：把应急计划带回社区。

3.训练步骤

(1)康复师宣讲各训练阶段的目标,解释要用到的术语,鼓励他们参加学习。康复者要考虑怎么学习这些内容对自己才有利。

(2)医患互动,示范/问题/回答,每一示范环节,演员都扮演康复者如何学习各种技能和知识。康复师要随时停下来,向康复者提问康复师手册上的问题,这样让康复者集中注意力观看表演,并检查他们是否完全理解学习的内容。

(3)角色扮演:康复者练习示范中演示的技能,每组康复者互相提出积极的反馈意见,并提出改进的建议。

(4)资源管理:康复者学会监控与自己的病情、药物和生活有关的问题,并有能力求助,有能力获得解决问题的资源和条件,如钱、人和交通工具等。

(5)实际练习:康复者在康复师的帮助下把从录像里学到的技能运用到生活中。

(6)家庭作业:康复者独立完成课堂上所学到的内容,经常与治疗人员或康复师联系和获取帮助。

(7)评估康复者进步:在完成回归社会训练后,康复者使用检查表检查学习收获和巩固效果,如果产生治疗问题或症状变化时是否具有处理紧急情况以及求助的能力。

4.准备工作

(1)训练组织形式和时间安排。回归社会训练项目采取小组训练的形式,由 8 名康复者、一名康复师(如果有必要还要有一个助手)参加。小组训练是最有效地进行回归社会训练的形式。如果一个小组有 8 个以上的康复者参加训练时,每个人主动参与学习活动的机会就会减少,因此小组规模扩大时,每次训练阶段的时间也应增加,必要时还可以进行一对一训练。

具有不同功能的康复者参加程式训练时,可以根据具体情况分成不同的训练小组。

根据小组规模大小和患者注意力能够集中的时间长短,每个训练阶段需要30~90min。如果某一训练阶段的学习内容比较多,可以灵活地把训练分成两个比较简短的训练阶段。

每一阶段开始时要简短地回顾前一阶段学习的内容,或者康复师也可以在开始时询问患者前一阶段的作业情况。

每一阶段结束时要简短回顾本阶段的学习内容,这样康复师可以根据情况决定是进行下一阶段学习还是再进行复习。

每周至少要进行 3 个训练阶段。如果训练课程不够频繁,康复者会忘掉学到的部分内容,重新复习将浪费很多时间。当然,训练间隔时间不要太长,每次训练内容也不要太多。所有的学习活动要按照指南的内容顺序进行,如果打乱顺序或者跳过某些学习活动,会影响训练效果。

(2)需要的条件设备、时间和场地进行回归社会训练项目,需要以下条件:①每周有足够的训练时间;②足够大的场地进行小组训练,并保证不受干扰;③一块黑板;④放光碟的设备;⑤训练指南、训练用光碟和充足的练习册;⑥助手和录像设备(任选)。

有了设备和场地,你就可以进行回归社会课程训练,可以进行训练的地方如医院、诊所、精神康复中心、社区训练场所、社区精神卫生中心、民众疗养所和办公室等。

(3)康复师条件:进行回归社会项目训练,康复师不需要有高深的护理、社会工作、精神疾病学、教育学、心理学或者任何康复学科的知识,但是需要以下条件:①热情、热心和耐心;②及时发现患者的需要;③有治疗长期精神疾病患者的经验;④尊重每位康复者。积极鼓励患者正确回答问题,对患者做出的努力和微小的进步提出真实、真诚的表扬。

(4)行政支持:尽管回归社会训练项目可以由一个康复师独立指导进行,但是如果有领导和同事的帮助支持,任何程式训练都会更有效地进行,领导的支持和同事的帮助对程式训练至关重要。

领导的支持包括配给所需的条件,使康复师有充足的时间训练患者;在书面文件中也要强调康复活动的重要性;还有要对康复师的工作提出表扬和鼓励,并协助他们解决问题,就像参加训练的康复者一样,康复师的工作也需要有受到重视的感觉。

(5)适合参加训练的康复者:回归社会项目是为患长期的、复发性精神障碍的康复者,尤其是精神分裂症、既有狂躁症状又有抑郁症状的患者和复发性抑郁症康复者设计的。有幻觉和其他症状的患者不能参加这个训练,否则如果他们症状严重会影响整个小组的学习,比如大声叫喊或威胁他人。康复者能否参加训练要参照以下标准:①理解对每项学习活动的介绍;②能够集中注意力,并与康复师合作;

③可以参加小组训练；④康复者理解参加回归社会的技能训练对自己有帮助。

（6）寻求技术帮助：在进行回归社会程式训练时，如果要咨询有关问题或者需要获得技术上的帮助，可以写信、发传真或打电话给设计、试验并对程式有所改进的工作人员。

（7）角色扮演：角色扮演练习可以让康复师和康复者练习如何进行角色扮演练习。角色扮演贯彻程式训练的始终，它可以让康复者在友好的气氛中练习学习到的知识技能。角色扮演练习也可以让康复者学习社交技能，有助于他们提高与社会服务机构联系、防止疾病复发、增进人际交往技能。

参 考 文 献

1.亓高超.临床精神科疾病诊疗学.天津:天津科学技术出版社,2011

2.汪志良.精神医学研究荟萃.宁波:宁波出版社,2013

3.王文强.精神疾病研究新进展.厦门:厦门大学出版社,2007

4.张晋碚.精神科疾病临床诊断与治疗方案.北京:科学技术文献出版社,2010

5.赵振环.精神科临床技能操作手册.广州:暨南大学出版社,2008

6.傅安球.实用心理异常诊断矫治手册.上海:上海教育出版社,2001

7.郝伟.精神病学.北京:人民卫生出版社,2004

8.孙立忠,靳桂丽.精神病学分册.长春:吉林大学出版社,2010

9.王晓慧,孙家华.现代精神医学.北京:人民军医出版社,2002

10.冯志颖.精神疾病诊疗常规.天津:天津科学技术出版社,2004

11.姜佐宁.现代精神病学.北京:科学出版社,1999

12.沈渔村.精神病学.长春:长春出版社,2000

13.龚绍麟.抑郁症.北京:人民卫生出版社,2010

14.孙聪,霍大同.论精神分析疗法对精神病治疗的应用.科技信息,2010,(36):443-444

15.S·罗森茨维希-利普森.用于治疗或预防精神病的新的治疗组合.美国:CN101410117,2009-04-15